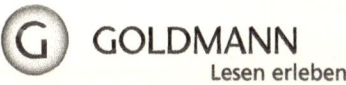

Buch

Genau wie Blutarmut, Osteoporose oder Blasenentzündungen galt auch
die Depression lange als Frauenkrankheit. Heute wissen wir es besser.
Männer trifft die Depression ähnlich häufig – bei steigender Tendenz.
Dennoch ist das Thema Depression bei Männern nach wie vor ein Tabu.
Der Psychiater und Depressionsforscher Prof. Manfred Wolfersdorf hat
während seiner jahrzehntelangen Arbeit mit Patienten allerdings festgestellt: Die Anzahl der leichten und mittelschweren Depressionen bei
Männern nimmt stetig zu. Und genau an diese Männer wenden sich Constanze Löffler und Beate Wagner mit ihrem Buch: Männer, die in einer
depressiven Krise stecken, solche, die einen Rückfall befürchten, oder
Männer, die ahnen, dass es sie früher oder später treffen könnte. Das
erste umfassende Sachbuch zum Tabu-Thema Männerdepression soll
Wege und Strategien aufzeigen, wie Sie sich selbst helfen können, welche medizinische Hilfe möglich ist und was Außenstehende tun können.

Autoren

Constanze Löffler und Beate Wagner sind Wissenschaftsjournalistin-
nen mit abgeschlossenem Medizinstudium. Seit Jahren setzen sie sich
mit medizinischen, psychologischen und sozialen Themen auseinander.
Ihre Texte erscheinen in führenden deutschen Magazinen und Tageszei-
tungen.
Prof. Dr. med. Dr. h. c. Manfred Wolfersdorf ist Ärztlicher Direktor des
Bezirkskrankenhauses Bayreuth und Chefarzt der Klinik für Psychiatrie,
Psychotherapie und Psychosomatik des BKH Bayreuth sowie Experte
auf dem Gebiet der Männerdepression. Daneben ist er Sprecher des
Arbeitskreises Depressionsstationen Deutschland/Schweiz.

Constanze Löffler, Beate Wagner,
Prof. Dr. Manfred Wolfersdorf

Männer weinen nicht

Depression bei Männern

Anzeichen erkennen, Symptome behandeln,
Betroffene unterstützen

GOLDMANN

Die Ratschläge in diesem Buch wurden von den Autoren und vom Verlag sorgfältig erwogen und geprüft, dennoch kann eine Garantie nicht übernommen werden. Eine Haftung der Autoren bzw. des Verlags und seiner Beauftragten für Personen-, Sach- und Vermögensschäden ist ausgeschlossen.

Der Verlag weist ausdrücklich darauf hin, dass im Text enthaltene externe Links vom Verlag nur bis zum Zeitpunkt der Buchveröffentlichung eingesehen werden konnten. Auf spätere Veränderungen hat der Verlag keinerlei Einfluss. Eine Haftung des Verlags für externe Links ist stets ausgeschlossen.

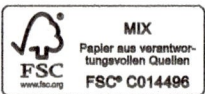

Verlagsgruppe Random House FSC® N001967

 Dieses Buch ist auch als E-Book erhältlich.

4. Auflage
Originalausgabe Oktober 2012
Wilhelm Goldmann Verlag, München,
in der Verlagsgruppe Random House GmbH
© 2012 Wilhelm Goldmann Verlag, München,
in der Verlagsgruppe Random House GmbH,
Neumarkter Str. 28, 81673 München
Umschlaggestaltung: Uno Werbeagentur, München
Umschlagmotiv: FinePic®, München
Redaktion: Susanne Lötscher
Satz: Uhl + Massopust, Aalen
Druck und Bindung: GGP Media GmbH, Pößneck
KW · Herstellung: IH
Printed in Germany
ISBN 978-3-442-17320-4

www.goldmann-verlag.de
Besuchen Sie den Goldmann Verlag im Netz

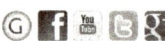

Inhalt

Liebe Leserin, lieber Leser,

ich freue mich, dass Sie mit diesem Buch ein Thema entdecken wollen, zu dem es bislang nur wenig Literatur gibt – obwohl wir seit fast 1000 Jahren einige Besonderheiten der männlichen Depression kennen.

Der scharfen Beobachtungsgabe der Nonne und Äbtissin Hildegard von Bingen verdanken wir die erste Beschreibung melancholischer Männer. Die Melancholie bezeichnete einst einen traurigen Gemütszustand. Diese Männer hätten, so von Bingen, »*eine düstere Gesichtsfarbe, auch sind ihre Augen ziemlich feurig und denen der Vipern* (Giftschlangen, d. Red.) *ähnlich. Sie haben harte und starke Gefäße, die schwarzes und dickes Blut in sich enthalten, und hartes Fleisch und große Knochen...*« Kann man in dieser von Bingen'schen Beschreibung bereits typische Merkmale der männlichen Depression erkennen? Neigten depressive Männer schon damals zum Rausch und sorgten so in den Augen der großen Mystikerin für feurige Augen und den unappetitlichen Lebenssaft? Trieb sie exzessiver Bewegungsdrang zu hartem Fleisch und großen Knochen – hoffend, so den düsteren Gedanken zu entfliehen? All das wissen wir nicht genau. An anderer Stelle äußert sich die Theologin über den Sündenfall Adams und spricht drei wichtige Merkmale der Männerdepression an: die Traurigkeit, den Zorn oder die Aggression und die Neigung, der eigenen Gesundheit zu schaden. Diese Merkmale sind bis heute gültig.

Nach den Schriften der Hildegard von Bingen tat sich bei der Männerdepression lange nichts. Die Wissenschaft glaubte, dass Männer seltener depressiv seien. Stattdessen diagnostizierte man bei ihnen Süchte oder chronische Rückenschmerzen. Es dauerte, bis Fachleute erkannten, dass psychische Erkrankungen bei Männern andere Merkmale aufweisen als bei Frauen – und deshalb oft übersehen werden.

Ausschlaggebend für diese Erkenntnis war vor allem der Fakt, dass auf zwei bis drei depressive Frauen nur ein erkrankter Mann kommt, beim Suizid das Verhältnis aber genau umgekehrt ist. Da die meisten Suizide durch eine Depression ausgelöst werden, stimmte bei den Betroffenenzahlen offenbar etwas nicht. Heute glauben wir, dass Männer zumindest im höheren Lebensalter genauso oft an einer Depression erkranken wie Frauen.

Je mehr die Besonderheiten der »Männergesundheit« in den Fokus von Ärzten und Wissenschaftlern rückten, desto mehr interessierte man sich auch für die männliche Depression. Denn Männergesundheit reduziert sich nicht nur auf Prostata-Karzinom, Testosteron und Anti-Aging; sie sollte auch die psychischen Krankheiten berücksichtigen. Deshalb freue ich mich, dass die Autorinnen in der »Stiftung Männergesundheit« eine Unterstützerin gefunden haben, die das Gesundheits- und Vorsorgebewusstsein von Männern fördert.

Parallel zur Erforschung der männlichen Depression sollten wir endlich beginnen, erste wissenschaftliche Erkennt-

nisse in die Praxis umzusetzen. So gehören die typischen Anzeichen der männlichen Depression – wie sie schon Hildegard
von Bingen erkannte – in Diagnosemanuale verankert. Und
wir müssen dahin kommen, Männern auf sie zugeschnittene
Therapieangebote zu unterbreiten, ambulant und auf den Depressionsstationen. Wie so etwas aussehen könnte, zeigt uns
die bundesweit erste Tagesklinik für depressive Männer im
niedersächsischen Wahrendorff.

Damit es auch der Öffentlichkeit leichter fällt, über Männer-
depressionen zu sprechen, brauchen wir Bücher wie das vorlie-
gende. Denn die Depression ist zwar die häufigste psychische
Erkrankung. Sie ist heute aber gut und erfolgreich behandel-
bar. Es ist das Verdienst der Autorinnen, dass Sie in einer gut
verständlichen Zusammenfassung blättern, auf dem aktuellen
Forschungsstand und begleitet von vielen Fallbeispielen. Ich
hoffe, dass dieses Buch dazu beiträgt, die Männerdepression zu
entstigmatisieren. Dem Buch wünsche ich weite Verbreitung
und dass es betroffenen Männern – und ihren Frauen sowie
Angehörigen – hilfreich sein möge, sich in der eigenen Depres-
sivität besser zu verstehen und Hilfe zu suchen.

Manfred Wolfersdorf

Prof. Dr. med. Dr. h. c. Manfred Wolfersdorf
Bayreuth, September 2012

Liebe Leser,

Männer weinen nicht – Depression bei Männern, so lautet der Titel dieses Buches. Warum halten Sie es in der Hand? Hat die Schlagzeile Sie neugierig gemacht und möchten Sie gern mehr über das Phänomen erfahren? Oder sind Sie vielleicht empört, dass jetzt auch noch die Männer zu diesem Thema an die Wand gestellt werden? Dass nun auch noch ein ganzes Buch vor allem Männern psychisches Leid andichten will? Wo doch längst klar ist, dass die Depression eine klassische Frauenkrankheit ist!

Sicher, Sie haben in den vergangenen Monaten viel lesen müssen über Burnout, Depression und unser ausgebranntes Volk; alle großen Magazine, Tageszeitungen, Talkshows und Nachrichtensendungen berichteten ausführlich darüber.

Dennoch gibt es Neuigkeiten: Die Depression trifft Männer genauso wie Frauen. Doch sie haben einen entscheidenden Nachteil: Da es Männern aus unterschiedlichen Gründen oft schwerfällt, sich mit ihren emotionalen Problemen zu beschäftigen, trifft eine Depression sie meist völlig unvorbereitet – und dann umso häufiger ins Schwarze.

Wie sich das anfühlt, welche typischen Beschwerden es bei Männern gibt und was Sie tun können, um eine Depression zu verhindern, haben wir recherchiert und aufgeschrieben. Für Männer, die ahnen, dass es sie vielleicht treffen könnte. Die bereits in einer depressiven Krise stecken oder die einen Rückfall befürchten. Und für alle anderen, die sich für das besondere Phänomen der Männerdepression interessieren.

Unterstützt hat uns der Bayreuther Psychiater, Psychotherapeut und Depressionsforscher Prof. Manfred Wolfersdorf. Auch er stellte während seiner jahrzehntelangen Arbeit mit Patienten fest: Die Anzahl der leichten und mittelschweren Depressionen bei Männern nimmt zu.

Kennengelernt haben wir ihn, als wir im Jahr 2008 das erste Mal zum Thema Männer und Depression für einen Artikel im »Focus« recherchierten – und feststellten, dass sich bis dato weder die Wissenschaft noch die Öffentlichkeit intensiv damit beschäftigt hatte.

Dann nahm sich im November 2009 der Hannoveraner Torwart Robert Enke das Leben, und das Thema Depression ging durch die Medien. Immer mehr Prominente outeten sich als krank und sprachen über ihre depressiven Episoden oder Burnouts: der Skispringer Sven Hannawald, der SPD-Politiker Matthias Platzeck oder der Moderator Bruce Darnell. Die meisten der Prominenten haben sich wieder gefangen oder sind auf dem besten Weg dahin.

Unbeachtet in der aufgeregten Debatte ist dabei bis heute geblieben: Vor allem bei Männern wird die Krankheit häufig übersehen und verkannt. Um das zu ändern und um Betroffenen und ihren Angehörigen neue Wege und Strategien gegen die Erkrankung aufzuzeigen, haben wir dieses Buch geschrieben. Wir möchten Ihnen Hoffnung machen: Die Depression ist heilbar.

Lesen Sie Geschichten von Männern, die es geschafft haben, ihre Krankheit zu überwinden. Vor allem aber: Achten Sie auf sich. Im besten Fall erspart Ihnen das eine schmerzliche Talfahrt.

Herzlichst
Constanze Löffler & Beate Wagner

Berlin, im September 2012

1 Die »neue« Männerkrankheit

»Hör nicht auf! Gib nicht auf,
es ist so ein wundervolles Leben.«

Hurts, »Wonderful Life«

»Warum immer ich?« I

Der Mut Teresa Enkes habe ihm das Leben gerettet, wird Andreas Biermann, Profifußballer des 1. FC St. Pauli, später sagen. Die Witwe des Hannoveraner Torhüters Robert Enke sprach am 11. November 2009, nur einen Tag nach dessen Suizid, über die jahrelangen Depressionen ihres Mannes. Über die Verzweiflung, über die Momente der Hoffnung, über sein Versteckspiel und die Therapie bei seinem Kölner Psychiater. Sie habe geglaubt, dass sie es gemeinsam schaffen könnten, aber die Liebe allein reiche wohl doch nicht, gestand Teresa Enke damals im Fernsehen. Schließlich stand ihnen mit der Depression des Torwarts mehr als eine Laune im Weg.

Als Fußball-Kollege Andreas Biermann diese Bilder sah und Teresa Enkes Worte hörte, wurde ihm offenbar einiges klar. Er begriff, dass auch er in einer Krise steckte. Und dass seine Gefühle, seine Verzweiflung und sein schwindender Lebensmut kein Einzelschicksal waren. Biermann entschied sich, gegen den »schwarzen Wirbel in seinem Kopf« zu kämpfen: Am 12. November 2009, zwei Tage nach Enkes Selbstmord, ließ sich Biermann auf die Depressionsstation des Klinikums Nord in Hamburg-Ochsenzoll einweisen, fast zwei Monate verbrachte er dort. Der Ausgang war ungewiss: was ihn erwarten, wie lang der Weg der Genesung dauern und ob er jemals wieder auf dem Fußballplatz stehen würde.

Nur so viel war klar: Er wollte etwas ändern. Etwas tun gegen die Verzweiflung, die ihm wenige Wochen zuvor schon einmal komplett den Lebensmut geraubt hatte. Damals hatte Biermann auf einem Parkplatz die Abgase seines Autos eingeatmet. Man fand ihn, bevor es zu spät war. Zu einem zweiten Suizidversuch sollte es auf keinen Fall kommen, seiner Frau, seinen Kindern zuliebe.

In Ochsenzoll kommt Biermann ins Gespräch mit den Therapeuten – und kann es zulassen, die Spuren seines Lebens zurückzuverfolgen. Zurück in seine Kindheit, in der er wegen seines schmächtigen Körpers gehänselt wurde und man ihn wegen seiner roten Haare Pumuckl rief. Zurück zu seinem einzigen Ausweg, der Flucht in den Fußball. »*Für Biermann war der Fußball die einzige Möglichkeit, um die Demütigungen, denen er ausgesetzt war, auszuhalten*«*, schreibt Rainer Schäfer in dem Buch* Rote Karte Depression *über Andreas Biermann.*

Später lockt die Profikarriere und mit ihr die große weite Welt: Biermanns außergewöhnliches Talent erlaubt es ihm 1997, als gerade mal 17-Jähriger unter den besten Vereinen Europas wählen zu können. FC Barcelona, Real Madrid – alle Großen hatten Angebote gemacht. Biermann schlägt sie aus, bleibt in Berlin, geht zu Hertha BSC.

Doch dann machen ihm Verletzungen zu schaffen: eine ausgerenkte Schulter, Komplikationen nach einer Kniespiegelung mit einer sportlichen Zwangspause. Der Sportler Biermann fällt in ein schwarzes Loch. Er kann doch nur Fußball, schafft es nicht, die freie Zeit anderweitig zu nutzen. Es folgt das Urteil des Arztes: Nie wieder Fußball. Für Biermann ein unerträglicher Schiedsspruch. Zeitgleich bemerkt er, dass ihn seine Freundin betrügt. Sein Lebensmut schwindet, der aufs Abstellgleis geschobene Sportler fühlt sich völlig allein gelassen, hilflos, hat sich schon Schlaftabletten zurechtgelegt und geht dann doch für zwei Tage in die Psychiatrie. Nach der Entlassung wird nie mehr von dem Zusammenbruch gesprochen; behandelt werden das Knie, die

Schulter, die Wade – nicht seine Psyche. Biermann ist zwar in einem liebevollen Elternhaus groß geworden, doch über Gefühle zu reden, hat er nie gelernt.

Das Versteckspiel beginnt. Keiner soll merken, dass Biermann kaum schläft, dass ihn Selbstzweifel quälen, er traurig ist und Ängste hat. »Warum ich? Warum immer ich?«, fragt er sich in seiner Autobiografie, wenn er sich erneut verletzt, ein Vertrag nicht zustande kommt, die Fans ihn auspfeifen. Biermann vertraut sich einigen wenigen Menschen an, doch auch die merken nicht, wie zerrissen er ist und dass er ernsthaft leidet. Kein Wunder, er ist ein guter Schauspieler. Denn genau wie Robert Enke hat Biermann panische Angst davor, dass jemand aus der Fußballwelt ahnen könnte, wie es wirklich um ihn steht. Dringen seine psychischen Probleme an die Öffentlichkeit, würde dies das Ende seiner Karriere bedeuten.

Und dann wirft sich sein Kollege Robert Enke am 10. November 2009 vor den Zug. Seine Frau Teresa wählt am 11. November die Worte, die Biermann eine riesige Last von den Schultern nehmen und ihn mutig machen: Über seinen Club St. Pauli lässt er schon einen Tag später mitteilen: »Ich, Andreas Biermann, 29 Jahre alt, verheiratet und Vater von zwei Kindern, … leide seit mehreren Jahren an Depressionen.«

Das sind die Fakten

Pokerspiel und Alkohol, schnelle Autos oder Motorräder und riskante Sportarten: Für viele klingen solche gefährlichen Hobbys nach einer männlichen Midlifecrisis. Ja, das mag sein.

Doch gleichzeitig kann ein halsbrecherisches Leben auch Anzeichen sein für eine der häufigsten und tödlichsten Krankheiten des starken Geschlechts: die Männerdepression. Der Profifußballer Andreas Biermann ist einer von drei bis vier Millionen Männern, die im Lauf ihres Lebens an einer Depression erkranken – und einer von geschätzt 100 000 jährlich, die versuchen, sich wegen ihrer psychischen Probleme das Leben zu nehmen.

So dramatisch diese Zahlen klingen mögen, so sehr werden sie auch weiter steigen: Innerhalb der nächsten zehn, zwanzig Jahre, da sind sich Wissenschaftler und die Weltgesundheitsorganisation WHO einig, wird die Depression zur gesundheitlichen Bedrohung Nummer eins werden – noch vor Herz-Kreislauf-Erkrankungen, Diabetes und Krebs. Auch bei Männern. Weil wir Depressionen bei Männern besser erkennen werden. Weil die abnehmende Stigmatisierung psychischer Probleme es den Kerlen leichter macht, ihre Probleme zuzugeben und sich Hilfe zu suchen. Aber auch, weil sie durch die veränderten Lebensumstände zunehmend häufiger erkranken werden: Familien zerfallen, die Informationsflut macht es immer schwieriger, Wichtiges von Unwichtigem zu unterscheiden, totale Erreichbarkeit und Jobunsicherheit lassen Privat- und Berufsleben verschmelzen. Die Depression ist die Stresskrankheit des 21. Jahrhunderts. Und wird es bei der aktuellen gesellschaftlichen Entwicklung auch weiterhin bleiben.

Depressionen machen vor keiner Schicht und vor keinem Alter Halt: Jungs sind ebenso betroffen wie Familienväter und Rentner. Dicke und Dünne, chronisch Kranke und Kerngesunde, Architekten, Müllmänner und Arbeitslose. Ärzte und Psychiater, Prominente und Menschen wie du und ich, Künstler oder Leistungssportler wie Biermann.

Das Schicksal von Andreas Biermann ist typisch: erste psychische Verletzungen und Zurückweisungen in der Jugend, ein hoher Anspruch an sich selbst, Selbstzweifel, Schuld- und Schamgefühle und Ängste. Wie viele Depressive hat Biermann über Jahre versucht, die glatte Fassade aufrechtzuerhalten, was ihn ungeheure Kraft kostete. In seinem Buch *Rote Karte Depression* beschreibt er, wie er auf Vereinsfeiern gefeiert, gesungen und getanzt hat. Und das, obwohl es in ihm nur Leere, Kälte und Gefühllosigkeit gab. Mitgemacht habe er nur, um nicht aufzufallen, um nicht entdeckt zu werden. Diese Angst kennen viele Depressive, egal, ob sie bei St. Pauli, beim Autohersteller oder im Getränkegroßmarkt arbeiten.

Immer weiter rutschte Biermann in die Spirale der Depression hinein: Er lag nächtelang grübelnd wach, war erschöpft, flüchtete sich ins Glücksspiel. »Zeitweilig habe ich versucht, im Pokerspiel jenes Glück zu finden, das mir im Profisport aufgrund meines großen Verletzungspechs immer wieder versagt geblieben ist. Dieses Ventil hätte mich fast in eine Spielabhängigkeit getrieben«, lässt er über seinen Verein St. Pauli im November 2009 mitteilen. Flucht in süchtiges Verhalten, das ist typisch für Männer, sagen die Experten. Bis heute können sich viele Männer ihre psychischen Probleme nicht eingestehen. Hilflosigkeit und Überforderung sind ein Tabu unter echten Kerlen. Sie quälen sich lieber, statt Hilfe zu suchen.

Doch so hoffnungslos ist die Situation gar nicht. Was offenbar nur wenige Männer wissen: Die Depression ist in den meisten Fällen heilbar, zumindest aber lassen sich ihre Symptome lindern. Als besonders wirksam gelten je nach Art der Depression Psychotherapie und Medikamente, sogenannte Antidepressiva.

Wenn alles zusammenkommt

Experten zufolge entsteht eine Depression, wenn mehrere Faktoren zusammenkommen. Zunächst bringt jeder Mensch eine gewisse genetische Veranlagung (siehe auch Kapitel 5 »Bis zum bitteren Ende«) für die Erkrankung mit. Des Weiteren prägt der Erziehungsstil in der Familie. Welche Normen gelten hier: Werden Jungs nach besonders strengen Regeln erzogen, müssen sie stark und hart sein und dürfen keine Tränen wie Mädchen vergießen? Werden sie nur geschätzt, wenn sie Leistungen erbringen? Gleiches gilt für gesellschaftliche Ideale: Müssen Männer stark sein, oder dürfen sie auch Schwäche zeigen? Kann man sich nur über Leistung Anerkennung verschaffen, bestimmt also Leistung das Selbstwertgefühl? Das alles ist noch nicht »krank«, führt aber zu depressiv-gehemmten Stilen der Lebensbewältigung.

Die depressiven Symptome treten schließlich auf, weil das Gleichgewicht bestimmter Botenstoffe im Gehirn gestört ist. Normalerweise kommunizieren die Nervenzellen über diese Botenstoffe oder Neurotransmitter, die Signale und Informationen zwischen den Nervenzellen vermitteln. Bei Gesunden stehen diese chemischen Substanzen in einem bestimmten Gleichgewicht; bei Depressiven ist das Gleichgewicht gestört. Allen voran sind die Signalstoffe Serotonin, Noradrenalin und Dopamin erniedrigt.

Serotonin ist eines der wichtigsten Hormone in unserem Körper und hat ganz verschiedene Funktionen. Es wirkt auf Appetit und Essverhalten und ist am Gefühl der Sättigung und Angstfreiheit beteiligt. Vor allem aber beeinflusst Serotonin unsere Stimmung und gilt deshalb als »Glückshormon«. Traurigkeit, Angst und Aggressionen gehen mit einem Serotoninmangel einher. Der wiederum bringt auch unseren Schlaf, den Appetit und die Libido durcheinander. Depressiven mangelt es zudem am Stresshormon Noradrenalin. Dadurch können Konzentrationsschwierigkeiten auftreten; einige Betroffene empfinden körperliche Beschwerden verstärkt. Fehlt Dopamin, verlieren wir auch Freude und Interesse an Dingen, werden antriebsarm und lustlos.

Medikamente können die Hoffnungslosigkeit und Schwermut bessern. Damit allein ist es jedoch nicht getan. Mit Hilfe einer psychotherapeutischen Begleitung lernen Betroffene, das eigene Leben zu verändern und Konflikte zu bearbeiten.

Die verkannte Krankheit

Lange galt die Depression als Erkrankung der Frauen: Sie sollen zwei bis drei Mal häufiger an einer Depression erkranken. Doch das bezweifeln Experten wie der Bayreuther Psychiater Manfred Wolfersdorf: »Die Depressionsrate bei Männern wird völlig unterschätzt«, glaubt der Forscher und Therapeut. Dafür sprechen zahlreiche Gründe: Wie bei Andreas Biermann und seiner Leidenschaft fürs Pokern zeigen Männer häufiger untypische Symptome, sodass ihre Erkrankung unerkannt bleibt. Sie gehen seltener zum Arzt und sind Therapien und Behandlungen gegenüber weniger offen. Und noch ein Fakt spricht dafür, dass Männer viel häufiger depressiv sind, als es Untersuchungen bisher erfasst haben: Männer bringen sich im Vergleich zu Frauen dreimal häufiger um. Da der Großteil dieser Selbsttötungen aufgrund von Depressionen erfolgt, dürfte die Dunkelziffer an depressiven Männern also viel höher als bisher angenommen sein.

Eine ganze Anzahl wissenschaftlicher Untersuchungen untermauern die Vermutungen des Bayreuther Experten Wolfersdorf. So war die Depressionsrate von Männern und Frauen in einer jüdisch-orthodoxen Gemeinde gleich groß, wenn den Männern wegen ihres Glaubens Alkohol, Drogen oder der Suizid verboten waren. Das gleiche Phänomen zeigte sich bei den Amischen. Bei dieser in den USA lebenden, ursprünglich aus der Schweiz stammenden Glaubensgemeinschaft mag noch ein weiterer Umstand eine Rolle spielen. Hier sind die Geschlechterrollen klar verteilt: Die Frauen kümmern sich um Haushalt, Kinder und Familie, die Männer sorgen für das

Einkommen. Depressiv werden Männer wie Frauen, und zwar gleich häufig. Der Idealismus dieser Gemeinschaft lässt wenig Raum für Individualität und Selbstverwirklichung. Und selbst in unserer westlichen Gesellschaft gleichen sich die Zahlen unter bestimmten Bedingungen an: Rechnet man soziale Eigenschaften wie Kinder, Zivilstand und Arbeitssituation heraus, die gleichzeitig typische Risikofaktoren für eine Depression sind, dann erkranken Männer sogar häufiger.

Und auch die Ärzte selbst tragen dazu bei, dass sich die Zahlen zwischen Männern und Frauen so stark unterscheiden: Obwohl Männer und Frauen in einer Untersuchung der WHO identische Symptome beschrieben, diagnostizierten sie bei den Männern seltener eine Depression. Und Ärzte verschreiben den Männern wegen ihrer eher untypischen Symptome seltener Antidepressiva. Weil die Frauen klagsam, traurig und niedergeschlagen sind, sitzt der Rezeptblock offenbar lockerer.

Die kranke Gesellschaft

Nicht nur Wissenschaft und Weltgesundheitsorganisation schlagen Alarm. Auch in den jährlichen Zählungen der Krankenkassen nehmen Depressionen und Angststörungen seit Jahren unter Männern und Frauen in jedem Alter vordere Plätze ein – mit steigender Tendenz. »Bereits heute sind depressive Episoden eine der häufigsten Ursachen dafür, dass Männer nicht mehr arbeiten können«, sagt Wolfersdorf.

Im DAK-Gesundheitsreport 2011 lagen die psychischen Erkrankungen nach den Skeletterkrankungen, Atemwegsproblemen und Verletzungen mit einem Anteil von 12,1 Prozent (+1,3 % im Vergleich zum Vorjahr) an vierter Stelle (siehe Abb. auf Seite 26). Die »depressive Episode« wiederum war die dritthäufigste Einzeldiagnose. Bei den Frühpensionierungen nehmen die psychischen Störungen sogar den ersten Platz in der Ursachenstatistik ein. Die Zahlen zeigen es: Die Patienten brauchen Therapien, die ihnen angemessen helfen. Doch die niedergelassenen Therapeuten und die Kliniken für stationäre Therapien sind diesem Ansturm schon jetzt nicht mehr gewachsen. »Die Patienten müssen bis zu sechs Monate auf einen ambulanten Therapieplatz warten«, sagt Wolfersdorf. Und das, obwohl Deutschland zu den Ländern mit den meisten Therapeuten gehört. Antidepressiva, Langzeit-Aufenthalte in Reha-Kliniken, Psychotherapieplätze – alle großen Krankenkassen wie TK, DAK oder AOK berichten über eine zunehmende Nachfrage.

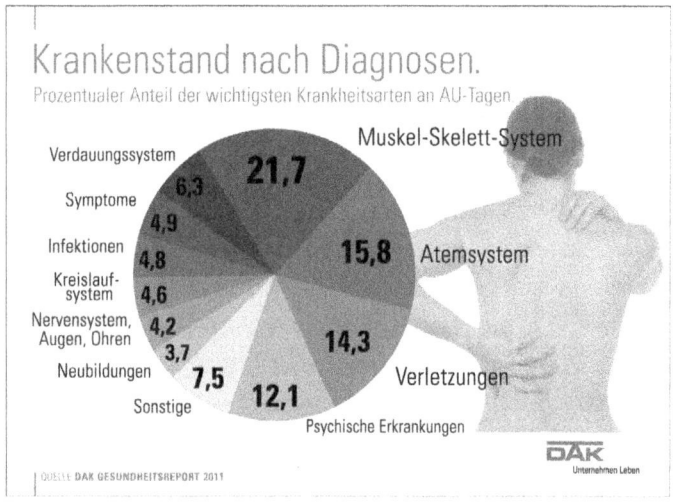

Prozentualer Anteil der wichtigsten Krankheitsarten an den AU-Tagen; Quelle: DAK

Schon der DAK-Gesundheitsreport 2008 widmete sich ganz den Männern: Sie waren im Jahr 2007 fast ein Fünftel mal häufiger wegen psychischer Probleme krankgeschrieben als noch im Jahr 2000 – und das, obwohl sie insgesamt seltener krank waren (siehe Abb. auf Seite 27) als Frauen. Schon damals spielten Depressionen eine wesentliche Rolle. Besonders gefährdet sind offenbar Männer in ihren »besten Jahren«: Bis zu 15 Prozent der 40- bis 44-Jährigen müssen eine berufliche Auszeit nehmen. Wahrscheinlich ist die Lebensmitte eine Zeit, in der häufiger familiäre Konflikte auftreten und berufliche Veränderungen zu mehr Belastungen und zu Überforderung führen. Das hinterlässt seelische Spuren, die man neuerdings »Burnout« nennt und die Vorläufer einer Erschöpfungsdepression sind.

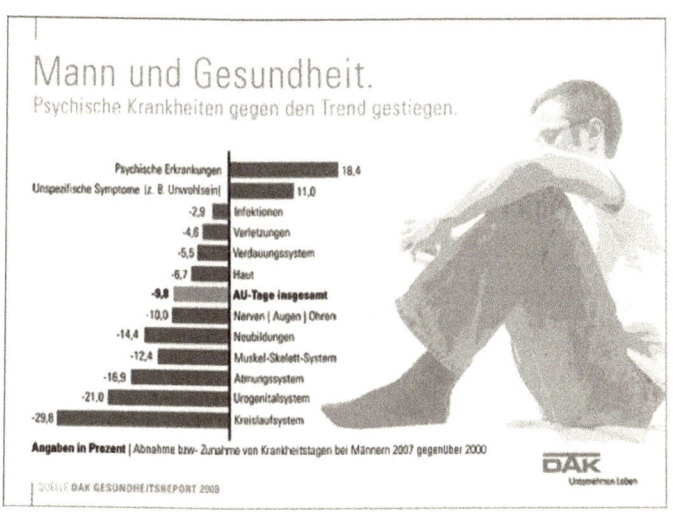

Psychische Erkrankungen treten immer häufiger auf; Quelle: DAK

Das ungehörte Geschlecht

Doch so sehr Experten von Krankenkassen und Bevölkerungsstudien auch Alarm schlagen: Kaum einer kümmert sich bisher hierzulande um die Depressionsforschung bei Männern. Bislang fehlen Studien dazu, wie die Depression des Mannes am besten behandelt werden soll. Es gibt nur wenige Daten, die zeigen, ob Antidepressiva bei Männern wirken, und die Klarheit darüber bringen, wie sie das tun. Weil die Unterschiede zwischen Männern und Frauen lange unbeachtet blieben, gab es bisher beispielsweise auch keinen Anlass nachzuforschen, ob ein Antidepressivum speziell für Männer sinnvoll ist. So ist etwa die Wirkung der

Psychotherapie besonders beim Mann schlecht untersucht.

Selbst große Initiativen wie die Stiftung Deutsche Depressionshilfe oder der gemeinnützige Verein »Deutsches Bündnis gegen Depression e.V.« haben bislang kaum spezielle Angebote und Informationen für Männer. Mit der Soziologieprofessorin Anne Maria Möller-Leimkühler, dem Psychotherapeuten und Psychosomatiker Manfred Wolfersdorf und dem Suizidforscher Reinhard Lindner aus Hamburg beschäftigen sich gerade einmal drei Wissenschaftler genauer mit der Depression beim Mann. Sie fragen nach, ob Männer andere Therapien als Frauen brauchen und welcher Typ Mann für die Gemütsschwere besonders gefährdet ist. Doch drei Forschungsgruppen für drei bis vier Millionen Betroffene? Gerade bei vermeintlichen Frauenkrankheiten wie der Depression stehen Männer bislang nicht genügend im Fokus der Wissenschaft. Es scheint, als verschlössen Institutionen und Wissenschaft gleichermaßen die Augen angesichts der akuten Situation.

Leben auf der Überholspur

Die Auslöser der männlichen Depression finden sich häufig in der Arbeitswelt. Überhöhte Anforderungen, dabei fehlende berufliche Anerkennung, schlechte Bezahlung oder geringe Entscheidungsfreiheit erleben Männer als besonders belastend. Ein sich stark wandelnder Arbeitsmarkt, befristete Verträge und Arbeitslosigkeit sowie Erwerbsbiografien, die nur noch selten geradlinig verlaufen, halten eine Vielzahl von Krisenfaktoren bereit. Selbst wenn der Vertrag unbefristet ist, birgt der Arbeitsplatz Unwägbarkeiten und Probleme: Arbeitsmenge, Zeit- und Leistungsdruck oder Arbeitsplatzunsicherheit haben in den letzten zwanzig Jahren immer weiter zugenommen – und damit das Risiko für psychische Erkrankungen erhöht.

Es kommt nicht von ungefähr, dass insbesondere depressive Erkrankungen häufig als Folge des Arbeitsplatzverlustes auftreten. »Wer arbeitslos wird, hat oft das Gefühl, dass er die Kontrolle über sein Leben in einem ganz zentralen Bereich verliert«, erklärt Wolfersdorf. Für den Einzelnen bedeutet das, dass er trotz Mühen und Anstrengungen an der Situation zunächst nichts verändern kann. Für Männer, die sich sehr stark über berufliche Leistungen und Erfolge definieren, ist das ein besonders herber Schlag. Das Gefühl, nicht mehr gebraucht zu werden, lässt sie resignieren, das Selbstwertgefühl geht in den Keller. Die Folgen: Soziale Kontakte schlafen ein, familiäre Konflikte kochen hoch, stabilisierende Strukturen und Abläufe gehen verloren. Studien zufolge sind Arbeitslose doppelt so häufig von Depressionen betroffen wie Menschen, die einen festen Job haben.

Nicht immer ist es die Arbeitssituation allein: Depressiv werden vor allem die Männer, die Arbeits- und Beziehungsprobleme gleichzeitig haben, bei denen also die wichtigen Ankerpunkte im Leben ins Wanken geraten, so Wolfersdorf. Auch Profifußballer Andreas Biermann hatte das erste Mal Suizidgedanken, als zwei tragische Ereignisse zusammentrafen: Ein Kniespezialist attestierte ihm das sportliche Aus. Für Biermann ein Schock. Wenig später musste er entdecken, dass seine Freundin offenbar ein Doppelleben führte und nicht nur mit ihm eine Beziehung hatte. Die Verbindung ging in die Brüche. »Das ist genau in der Phase passiert, wo ich nicht mehr konnte und bei ihr Halt gesucht habe«, sagt Biermann in seinem Buch. Damals erlebte der leidenschaftliche Fußballer offenbar zum ersten Mal eine depressive Episode, ohne zu wissen, was ihn da wirklich quälte. Neben der Arbeitssituation begünstigen viele andere Gründe das Auftreten einer Depression bei Männern (modifiziert nach Marco Piccinelli):

- fehlende Anerkennung im Job, Pensionierung, Arbeitslosigkeit
- Beziehungsprobleme, Trennung oder Scheidung
- Singleleben und soziale Isolation
- (ungeplante) Schwangerschaft oder Geburt eines Kindes
- körperliche Beschwerden (chronische Erkrankungen)

Diese Risikofaktoren stehen wiederum in engem Zusammenhang mit dem männlichen Rollenbild. Mit anderen Worten heißt das: Je stärker der Mann das männliche Rollenbild verinnerlicht hat, desto herber treffen ihn diese Situationen. Bringt der Mann eine entsprechende Veranlagung für eine Depression mit, steigt auch die Gefahr zu erkranken.

Untersuchungen haben ein weiteres Phänomen gezeigt: Je stärker Männer sich an männlichen Normen orientieren, desto seltener gehen sie zu medizinischen Vorsorgeuntersuchungen. Entsprechend schlecht steht es auch um ihre psy-

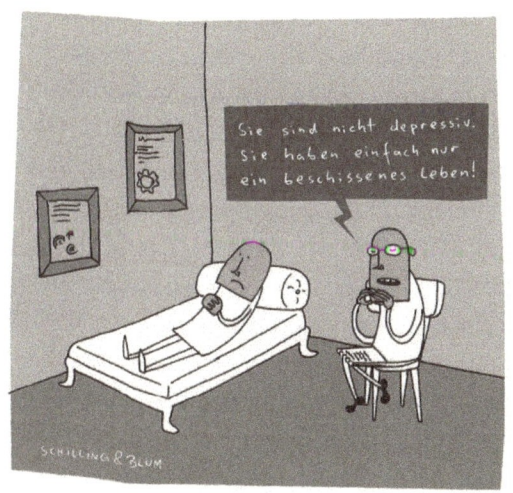

chische Gesundheit. Geht es ihnen seelisch nicht gut, entwickeln diese stark an männlichen Rollenbildern orientierten Männer besonders häufig Symptome wie Alkoholmissbrauch, Aggressivität oder extreme Risikofreudigkeit und sind anfälliger für einen Suizidversuch.

Mann am Limit

Nach den negativen Erfahrungen mit seiner Gesundheit und den Frauen waren Frust und zunehmende Minderwertigkeitsgefühle bei Andreas Biermann vorprogrammiert. Was dann folgte, mag dem einen oder anderen Mann bekannt vorkommen: Biermann bleibt tagelang im Bett, fühlt sich komplett leer und handlungsunfähig. Eine innere Stimme trichtert ihm die Sinnlosigkeit seiner Situation, seines Lebens ein. Biermann entdeckt das Pokern. Andere Männer spülen ihren Kummer und Ärger mit Alkohol hinunter, stürzen sich in Affären und sportliche Exzesse. Plötzlich ist kein Berg zu hoch, kein Rennen zu lang, kein Wasser zu tief, um von den kreisenden Gedanken und Ängsten loszukommen. Der Experte kennt dafür trockene Worte: »Die Hilflosigkeit der Männer äußert sich häufig durch externalisiertes Verhalten oder Depressionsabwehrstrategien mit einem hohen Risiko für Selbst- und Fremdgefährdung«, sagt Wolfersdorf. Und meint: Männer gefährden in depressiven Phasen vermehrt sich und andere, indem sie risikoreicher leben. Noch einfacher gesagt: Geht es Männern beschissen, dann saufen, koksen, zocken sie, rasen durch die Gegend oder prügeln sich. Beim starken Geschlecht äußern sich Depressionen also mitunter ganz anders als bei Frauen, vor allem in den frühen Phasen der Erkrankung. Männer blenden durch ihre starke Fassade – und lenken dadurch sich und andere so erfolgreich von ihrer Erkrankung ab.

Kriterien der Männerdepression

(modifiziert nach William Pollack)

- vermehrter sozialer Rückzug, der oft verneint wird
- berufliches Überengagement, das mit Klagen über Stress maskiert wird
- Abstreiten von Kummer und Traurigkeit

- zunehmend rigide Forderungen nach Autonomie (in Ruhe gelassen werden)
- zunehmende Intensität oder Häufigkeit von Wutanfällen, Impulsivität
- Hilfe von anderen nicht annehmen: das »Ich kann das schon allein«-Syndrom
- ab- oder zunehmendes sexuelles Interesse
- vermehrter bis exzessiver Alkohol- und/oder Nikotinkonsum, auch süchtig nach TV, Sport, Spiel etc.
- ausgeprägte Selbstkritik, bezogen auf vermeintliches Versagen, Versagensangst
- andere für eigene Probleme verantwortlich machen
- verdeckte oder offene Feindseligkeit
- Unruhe und Agitiertheit

»Da befiel Traurigkeit seine Seele und diese suchte bald nach einer Entschuldigung dafür im Zorn. Denn aus der Traurigkeit wird der Zorn geboren, woher auch die Menschen mit ihrem Stammvater her die Traurigkeit, den Zorn und was ihnen sonst noch an Schaden bringt, übernommen haben.«

(Erste geschlechtsspezifische Aspekte in der Beschreibung der Melancholie von der Äbtissin Hildegard von Bingen, 1098–1179, aus *Causae et curae*)

Abgesehen davon reagieren depressive Männer auch mit ganz typischen Symptomen: Sie haben Appetit-, Schlaf- und sexuelle Störungen (siehe Abb. auf Seite 34), sie sind rasch erschöpft und fangen an zu grübeln. Sie fühlen sich hilf- und hoffnungslos. Der kommende Tag macht ihnen ebenso Angst wie die Zukunft in weiter Ferne. Sie fühlen sich ihrem Beruf nicht gewachsen und wollen keinen Menschen mehr sehen. Sie empfinden keine Freude über das, was sie früher glücklich machte. Es fehlt ihnen an Motivation und Antrieb: Kaum, dass sie sich zu dem sonst so geliebten Stadionbesuch oder einem Angel-Wochenende aufraffen können. Das Leben erscheint trist und trostlos.

Einige Männer berichten auch gleichzeitig von männlichen klassisch-depressiven Anzeichen. Experten fordern

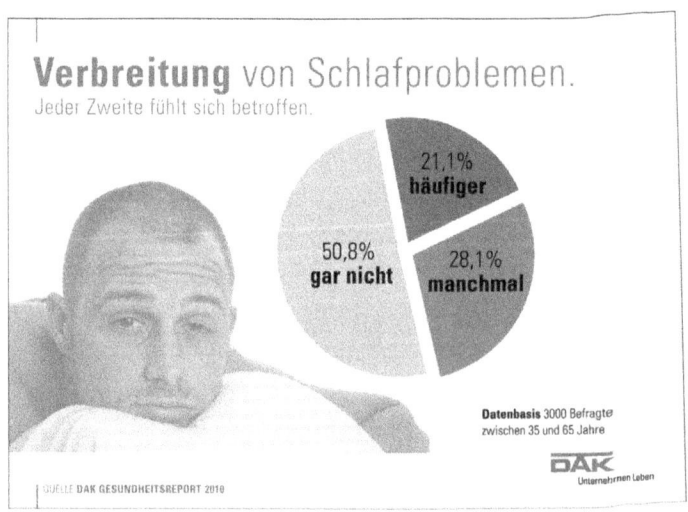

Jeder Zweite ist von Schlafproblemen betroffen; Quelle: DAK

deshalb, die klassischen oder weiblichen Anzeichen einer Depression um männliche Symptome zu erweitern. »Ob es sich bei der Männerdepression tatsächlich um eine eigenständige Form der depressiven Erkrankungen handelt, diese Diskussion ist noch nicht abschließend geklärt«, sagt Wolfersdorf. Aber schon heute müsse man in Forschung und Praxis eine geschlechtersensible Perspektive einnehmen. Schon 1998 schlug William Pollack ein verändertes Symptomprofil für depressive Männer vor. Der amerikanische Psychologe gilt als »Männerversteher«: Er gründete einst die Gesellschaft für Studien zur Psychologie des Mannes mit und ist Direktor des Männerzentrums am McLean Hospital der Harvard Medical School. Wichtig waren ihm der von Männern oft verneinte soziale Rückzug, die verdeckte oder offene Feindseligkeit oder das Abstreiten von Kummer und Traurigkeit (siehe Kasten auf Seite 32).

Wie krank bin ich?

Sie sind unsicher, ob Sie an einer Depression erkrankt sind? Wenn Sie folgende Symptome bei sich bemerken, sprechen Sie darüber mit einem Arzt. Denken Sie daran: Die Depression ist keine Schwäche, sondern eine Erkrankung.

- Sie fühlen sich mies?
- Sie trinken und rauchen zu viel?
- Sie ziehen sich von Freunden und der Familie zurück?
- Sie fühlen sich von Geldproblemen stark belastet?

- Sie sind leicht aus der Fassung zu bringen und oft traurig?
- Sie haben das Gefühl, zunehmend die Kontrolle zu verlieren?

Halten die Symptome länger als zwei Wochen an, wenden Sie sich an einen Arzt, Psychologen oder eine Beratungsstelle. Möglicherweise haben Sie eine beginnende Depression. Mit der richtigen Behandlung lässt sie sich in den meisten Fällen erfolgreich behandeln. Ohne Therapie bringen Sie sich nur unnötig in Gefahr. Denn die Heilungschancen sinken, und die Wahrscheinlichkeit eines Rückfalls steigt. Eine andauernde Depression kann zudem schwere körperliche Erkrankungen wie einen Herzinfarkt nach sich ziehen.

Alkohol – der trügerische Begleiter

Von sich aus wäre Gunter, da ist er sich ganz sicher, niemals in ein Krankenhaus gegangen. Sein Hausarzt schickte ihn in die Klinik, weil er seit Wochen über Magen-Darm-Probleme klagte und das Labor Blut im Stuhl gefunden hatte. In der Klinik, so Gunters Hoffnung, würden sie ihn mal so richtig durchchecken und endlich einen Grund für seine Beschwerden finden. Die Bauchspeicheldrüse vielleicht. Oder ein Magengeschwür? In der Notaufnahme offenbaren ihm die Ärzte Unerwartetes: Sie würden ihn in die Psychiatrie überweisen. Zum Entzug. Seine Beschwerden kämen vom Trinken. Die Psychiater hatten noch mehr Unliebsames für Gunter parat: Er leide schon jahrelang, vielleicht jahrzehntelang, an Depressionen. Der Alkohol sei nur ein Symptom.

Chronische Schmerzen und Schlafstörungen, Herzenge und andauernde Magenprobleme – hinter einer Vielzahl von Diagnosen kann sich eine Depression verbergen. Besonders häufig trinken depressive Männer jedoch. So verwundert es nicht, dass im ersten Bericht der Stiftung Männergesundheit aus dem Jahr 2010 Alkoholismus als häufigste psychische Störung des Mannes genannt wird. In Deutschland gelten schätzungsweise 1,7 Millionen Menschen als alkoholkrank, der Großteil sind Männer mittleren Alters. Seit nunmehr zwei Jahren ist bei deutschen Männern die Alkoholabhängigkeit der häufigste Grund eines Krankenhausaufenthaltes. Schon Wilhelm Busch wusste: »Wer Sorgen hat, hat auch Likör.« Hat der Mann also viel auszuhalten, greift er rascher zum Alkohol. Bier, Schnaps und Mixgetränke sind als wirksames Mittel gegen Stress, Ärger und Wut bekannt – und gegen Depressionen. Mann schaltet ab. Mann vergisst. Mann wird euphorisch.

Der CDU-Fraktionsvize Andreas Schockenhoff lieferte im Sommer 2011 ein Outing der besonderen Art: Er sei alkoholkrank und begebe sich nun in Therapie. Die Hintergründe blieben damals unklar. Schockenhoff hatte in den Jahren zuvor offenbar private Probleme gehabt und stand unter immensem Druck. Im Jahr 2002 starb seine Frau, nun musste er sich allein um die gemeinsamen Kinder kümmern. Eine weitere Ehe scheiterte. Dazu kamen die Arbeit als Abgeordneter des Landkreises Ravensburg, die Sitzungswochen im Deutschen Bundestag in Berlin, diverse Ämter und Sonderaufgaben.

Schockenhoffs Geständnis entfachte einmal mehr die Diskussion, ob Politiker gefährdeter als Normalbürger sind, zum Alkoholiker zu werden: der Termindruck, die Verantwortung, die häufige Trennung von der Familie, die Beobachtung durch die Medien – auch Parteifreunde sind nur Menschen. Suchtexperten sehen diese Verknüpfung jedoch kritisch: Sicherlich dienen das Glas Wein, der abendliche Cognac oder das Feierabendbier so manchem Politiker dazu, den Druck zu vergessen, abzuschalten oder einfach einzuschlafen. Das sogenannte »Entlastungstrinken« ist weit verbreitet. Alkoholkrank wird man davon aber noch nicht.

Was jedoch, wenn Männer dem Druck nicht standhalten? Wenn der Stress zur Überforderung wird? Wenn einst im Sturm genommene Aufgaben plötzlich unlösbar erscheinen? Die Angst vor der eigenen Courage wächst? Das Getriebensein und der Druck können krank machen. Und aus unbewältigten Konflikten kann eine Depression entstehen. In solchen Situationen greifen Männer dann auch häufiger zur Flasche, weiß Wolfersdorf. Der Alkohol soll die kreisenden Gedanken stoppen, soll helfen, sich zu entspannen und die Ängste zu betäuben. »Eine Depression erhöht das Risiko, alkoholkrank zu werden, um das Doppelte bis Dreifache«, sagt der Depressionsspezialist aus Bayreuth.

Vor allem zu Beginn einer Depression wirkt der Alkohol entspannend und erleichternd; seine euphorisierende Wirkung lässt die innere Leere und Traurigkeit, die Unruhe und Anspannung besser ertragen. Doch irgendwann wendet sich das Blatt: Weil die im Alkohol enthaltenen Zellgifte das Nervensystem schädigen, drückt der Stoff selbst auf die Stimmung. »Drei von vier Alkoholkranken zeigen depressive Symptome«, erklärt Wolfersdorf. Wer dann den Verzicht versucht, der wird spüren: Durch den Entzug sinkt die Laune weiter. Ein fataler Teufelskreis, der schwer zu durchbrechen ist. Die Frage nach der Henne oder dem Ei – ob also die Alkoholkrankheit oder die Depression das ursächliche Problem darstellt – lässt sich in der Praxis oft nur schwer beantworten. Und doch ist es wichtig, das zu klären. Ist der Patient durch die Alkoholsucht niedergeschlagen, hat er keinen Antrieb mehr, dafür aber immer größere Selbstzweifel, behandelt der Arzt zunächst die Sucht. Dient der Alkohol dazu, die Depression zu vertuschen, wird er parallel dazu auch Antidepressiva einsetzen.

Eure Hilfe brauch ich nicht

Nicht genug damit, dass Depressionen bei Männern aufgrund der unterschiedlichen Anzeichen häufig übersehen werden. Zusätzlich sind Männer echte Gesundheitsmuffel – und bringen lieber ihr Auto zum TÜV, als sich vom Doktor durchchecken zu lassen. Selbst bei offensichtlichen Beschwerden zögern sie den Gang zum Arzt hinaus. Selbst wenn es ihnen psychisch richtig schlecht geht oder sie Suizidgedanken quälen, »therapieren« sich Männer lieber im Selbstversuch mit Alkohol, sozialer Isolation oder Extremsport. Um Hilfe zu bitten und Hilfe anzunehmen, kommt für die meisten Männer eben nicht in Frage. Das Eingeständnis von Hilflosigkeit und Hilfsbedürftigkeit käme dem Verlust der männlichen Identität gleich. So geht noch nicht einmal jeder zweite depressive Mann überhaupt zum Arzt.

»Vor zwei Jahren ging es mir überhaupt nicht gut, meine Gedanken kreisten ständig um die Arbeit. Man hatte mich degradiert – nach 20 Jahren war ich plötzlich einem grobschlächtigen Klotz unterstellt, der überhaupt keinen Sinn für die Feinheiten hatte, auf die es bei uns im Filmgeschäft ankommt. Jeden Tag fragte ich mich aufs Neue, welchen Sinn das noch alles machte. Ich schleppte mich zwar zum Job, aber wirklich anwesend war ich nicht mehr. Stundenlang starrte ich auf den Bildschirm, ohne auch nur eine Taste zu drücken. Die Wochenenden verdämmerte ich, lag im Bett und quälte mich mit endlosen Gedanken. Ich fühlte mich wertlos, ausgenutzt, aufs Abstellgleis gerückt. Aber deshalb zum Arzt gehen – niemals. Ich redete mir ein, mich nicht so anzustellen. Das würde schon wieder werden. Ich müsste mir nur genug Mühe geben. Es passte nicht in mein Bild von Männlichkeit, wenn ich wegen solcher »Problemchen« zum Arzt gerannt wäre. Doch meine Problemchen wurden irgendwann zu Problemen: Ich nahm fast 20 Kilo zu, und einschlafen konnte ich nur noch, wenn ich eine Flasche Rotwein trank.« (Philippe R., 47 Jahre, Fernsehredakteur)

Einmal beim Arzt, klagen Männer statt über Angst, Traurigkeit und Selbstzweifel über körperliche Beschwerden: Sie haben Rückenschmerzen, Magendrücken oder weniger Lust auf Sex. Psychische Probleme und verwirrende Emotionen spricht der Mann von sich aus beim Arzt nur selten an. Kein Wunder also, dass der Hausarzt nach dem heute meist üblichen Eilgespräch zu einer ganz anderen Diagnose kommt.

Behandelt wird der Magen, der rebelliert, oder das Herz, das unregelmäßig schlägt; die Alkoholsucht, die die Gefühle abtötet, oder eine »antisoziale Persönlichkeitsstörung«, bei der Männer eine niedrige Frustschwelle haben und vorschnell aggressiv und gewalttätig werden. Diagnosen also, die einmal mehr mit dem männlichen Rollenbild zusammenhängen.

Das Phänomen spiegelt sich auch in offiziellen Zahlen wider. Einer Studie der WHO zufolge gehen mehr als die Hälfte der Menschen mit Depressionen aufgrund körperlicher Beschwerden zum Arzt. Vordergründig bereiten ihnen Übelkeit, Kopfweh, Erschöpfung und Schmerzsyndrome Beschwerden – die zugrunde liegende Erkrankung ist jedoch eine Depression. Im besten Fall rät der versierte Mediziner zu weniger Stress, mehr Pausen und einem gesünderen Lebensstil. Im schlimmsten Fall bleibt das psychische Leid ungesehen, die Depression wird verschleppt – und die Verzweiflung nimmt weiter zu. Für Hausärzte ist es Tag für Tag eine neue Herausforderung, gefährdete Männer mit Depressionen herauszufischen – und ihnen ein Therapieangebot zu unterbreiten, das sie auch annehmen können.

Sie können Ihrem Arzt helfen, damit er die korrekte Diagnose stellt: Berichten Sie ihm wahrheitsgemäß von Ihren Gedanken und Gefühlen, erzählen Sie ihm von Ihren Ängsten und Nöten. Diese Informationen können Ihrem Arzt weiterhelfen:

- ... dass Sie reizbarer und aggressiver sind.
- ... dass Sie Ärger und andere negative Gefühle schlechter kontrollieren können.

- ...dass Sie sich besonders hoffnungslos fühlen.
- ...dass Sie sich von niemandem verstanden und als Opfer sehen.
- ...dass Sie dazu neigen, sich selbst nicht gutzutun, und sich in Alkohol oder Medikamente flüchten.

Die Kunst des Helfens

Auch die Angehörigen von Depressiven werden vor große Herausforderungen gestellt. Es ist nicht immer einfach, jemandem mit einer Depression Hilfe anzubieten. Manchmal ist es schwierig, das Richtige zu sagen oder zu tun. Hier ein paar Tipps:

- Sprechen Sie mit Ihrem Partner über seine Gefühle.
- Hören Sie zu, was er zu sagen hat. Manchmal geht es weniger um konkrete Ratschläge, als sich seine Sorgen und Nöte anzuhören. Machen Sie ihm klar, dass Sie ihm genau zuhören und dass er Ihre volle Aufmerksamkeit hat.
- Halten Sie Augenkontakt und setzen Sie sich entspannt hin. Eine positive Körpersprache wird Ihnen beiden helfen, sich entspannter zu fühlen.
- Verwenden Sie offene Fragen wie »Magst du mir erzählen...?«, sodass Ihr Gegenüber mit mehr als nur ja oder nein antworten muss. Offene Fragen können ein guter Gesprächseinstieg sein.
- Droht das Gespräch holprig zu werden oder wird Ihr Ge-

genüber verärgert, bleiben Sie gelassen und fair. Geben Sie ruhig zu, wenn Sie sich geirrt haben, bleiben Sie authentisch.

- Häufig hilft es schon, Zeit mit dem Partner zu verbringen und ihm damit zu zeigen, dass er Ihnen wichtig ist und dass Sie versuchen zu verstehen, was er gerade durchmacht.
- Ermutigen Sie ihn, sich professionelle Hilfe zu holen.
- Passen Sie auch auf sich selbst auf. Ihren depressiven Mann, Bruder oder Freund zu unterstützen, kann sehr anstrengend sein. Gehen Sie sicher, dass Sie sich genug Zeit für sich selbst nehmen.
- Seien Sie sich darüber im Klaren, dass Sie nicht der Therapeut Ihres Mannes sind.

»Warum immer ich?« II

»Meine Familie und ich möchten dies der Öffentlichkeit mitteilen, um anderen Betroffenen eventuell den Mut zu geben, sich ebenfalls zu öffnen bzw. helfen zu lassen«, erklärt Biermann in einer Presseerklärung am 12. November 2009. »Zudem möchten wir uns selbst ein Lügen- und Versteckspiel nach meiner Genesung ersparen. Wir möchten offen damit umgehen, um dazu beizutragen, dass diese Erkrankung kein Tabuthema mehr ist.«
Biermann will »zu 100 Prozent offen sein«, um geheilt zu werden. In der Klinik schreibt er vom ersten Tag an Tagebuch, er will seine Genesung protokollieren. Auf der Depressionsstation regeln Vor-

schriften den Tagesablauf und strukturieren so das Leben der Patienten: Aufstehen, Frühstück, Therapie, Mittagessen, Therapie, Abendessen. Mehr als einmal will Biermann die Klinik verlassen, denkt trotz der Medikamente daran, aus dem 5. Stock der Klinik zu springen. Doch die Fenster lassen sich nicht öffnen, die von außen angebrachten Eisenstäbe vereiteln den erneuten Suizidversuch. Und Biermann wird wieder enttäuscht: Von seinem Verein lässt sich kaum jemand blicken, die Fans scheinen ihn schnell vergessen zu haben.

Es dauert viele Therapiestunden, bis er sich eingestehen kann, dass er wirklich krank ist. Er lernt sich selbst kennen und entdeckt einen Andreas, den er lieber nicht kennengelernt hätte. Träume und Illusionen der letzten Jahre erweisen sich als schwerer Ballast, von dem er Abschied nehmen muss. Das Wichtigste, was er nach 58 Tagen Klinikaufenthalt mitnimmt, beschreibt er in seinem autobiografischen Buch: »Das Verständnis, dass ich nicht allein bin und dass es nichts Schlimmes ist, depressiv zu sein.«

Doch selbst eine intensive stationäre Therapie schützt nicht immer vor Rückfällen. Über zwei Jahre nach seinem letzten Suizidversuch teilte Andreas Biermann am 14. Februar 2012 via Facebook mit, dass er sich »in der Nacht vom 9. zum 10.2. versucht habe … das Leben zu nehmen und … seitdem wieder in stationärer Therapie befinde.«

Interview: »Eine Grenze, die uns entspricht«

Oskar Holzberg, Psychotherapeut in Hamburg, schreibt seit vielen Jahren für die BRIGITTE, Deutschlands wichtigste Frauenzeitschrift. In seinen Beiträgen widmet er sich psychologischen Themen und gesellschaftlichen Fragen und reflektiert über zwischenmenschliche Beziehungen. Oft, so seine Erfahrung, scheitern Paartherapien an dem Unvermögen der Männer, sich ihren Gefühlen und Ängsten zu stellen – und der fehlenden Einsicht, wirklich etwas ändern zu müssen.

Herr Holzberg, wenn Sie auf die letzten Jahre zurückblicken: Sind Männer noch immer so therapieresistent?

Männer sind mittlerweile williger, eine Psychotherapie zu machen und sich ihren Problemen zu stellen. Aber Frauen fällt es noch immer leichter, ihr Leid einzugestehen, ihre Unzufriedenheit zu sehen und ihre Schwierigkeiten zu bearbeiten.

Dann sind es also eher die Frauen, die ihre Männer zur Therapie schicken?

Nicht unbedingt. Aber Ihr Drängen ist oft noch wichtig. Eine Therapie zu beginnen, wird mittlerweile häufig zur Bedingung dafür gemacht, dass die Beziehung überhaupt noch weitergeht. Aber es gibt auch eine starke Einsicht und Bereitschaft, sich professionelle Hilfe zu holen.

Studien belegen, dass depressive Männer andere Symptome zeigen als Frauen und ihre Depressionen deshalb häufiger über-

sehen werden. Mit welchen Symptomen kommen depressive Männer in Ihre Praxis?

Süchte. Männer flüchten gerne in Süchte: Koks, Affären, Arbeit, Alkohol, Internetpornografie, Sport. Das ist für Männer offenbar der einfachste Weg, ihre unangenehmen Gefühle loszuwerden. Und das fällt ja auch erst mal nicht auf: Statt nur joggen zu gehen, macht der Typ eben nun Triathlon. Viel gearbeitet hat er schon immer. Ob er nun wirklich im Netz recherchiert oder vor dem Bildschirm onaniert, merkt erst mal keiner. Und abends eine Flasche von diesem unglaublich guten Rotwein aus Frankreich wegzuziehen, ist genauso unverdächtig.

Welches Symptom bei einem – wie sich später herausstellte – depressiven Mann hat Sie am meisten bewegt?

Eine ganz massive, unversöhnliche Härte und aggressive Rücksichtslosigkeit, die man zunächst nicht mit einer Depression in Verbindung bringt. Im Englischen nennt man das »ruthlessness«. Dieser Mann hat seine Frau ständig beschimpft, beschuldigt und entwertet. Er war darin nicht zu stoppen, egal, ob es um die falsch aufgehängte Klopapierrolle ging oder ob ihm das Essen nicht schmeckte. Die Kleidung, der Gang, ihr Tun – er ging auf alles los, was seine Frau macht. Seine Fähigkeit zur Selbstkritik war dagegen völlig verloren gegangen. Sicher hat jeder von uns einen wunden Punkt, bei dem er aus der Haut fährt. Dieser Mann aber war wie ein einziger wunder Punkt, ständig aggressiv, hoch geladen.

Das hört sich nach einem echten Problemfall an. Wie haben Sie das aufgelöst?

Augenscheinlich war, dass der Mann ihm unangenehme Gefühle und Konflikte abgewehrt hat. Jedes Thema kam ihm zu nah, hat ihn überfordert; deshalb hat er verbal derartig um sich geschlagen. Ich habe ihm zur Einzeltherapie geraten. Er blieb mir gegenüber zwar noch relativ freundlich, verschloss sich aber innerlich und brach die Paartherapie dann bald ab. Das ist ein häufiges Problem: Die Einsicht in den eigenen Zustand bleibt verstellt.

Glaubt man den Medien und Ihren Kollegen, dann wissen die Männer von heute nicht mehr recht, wohin mit sich. Sie suchen nach männlichen Eigenschaften, kommen in Identitätskrisen, werden depressiv. Erleben Sie das auch so?

Ja, bei den Männern hat sich über die letzten Jahrzehnte eine Art Loch aufgetan: Die gewohnte männliche Identität trägt nicht mehr; Männer wenden sich vermehrt davon ab. Jäger, Cowboys und Ritter sind längst out. Aber nun fehlt den Männern eine klare neue Rolle. Weil sie nicht genau wissen, wohin mit sich, leben sie weiterhin sehr leistungsbezogen und suchen sich zu beweisen. Ohne zu wissen, wann und wo sie wirklich erfolgreich sind, mutieren sie zum unglücklichen »Alleskönner«.

Dass moderne Männer alles können, suggeriert auch die Kampagne eines Partnersuchportals: Der Mann ist kulturell interessiert, redet leidenschaftlich gern über die Beziehung, schafft die Kohle ran, ist ein toller Liebhaber und kann auch noch gut kochen. Treiben Frauen die Männer mit ihren Ansprüchen in den Wahnsinn?

Nein, das glaube ich nicht. Frauen müssen ja auch eine Unmenge von Erwartungen erfüllen. Die Geschlechter stehen beide unter dem Druck, überall das Beste aus sich zu machen. Männern fällt es aber immer noch schwerer, sich diese Überforderung überhaupt einzugestehen. Sie funktionieren noch mehr.

Was hat es mit dem männlichen Körperkult auf sich? Beispiel Sebastian Deisler: Der Ex-Profifußballer outete sich als depressiv. Die Monate davor habe er sehr viel Krafttraining gemacht, schreibt er in seiner Autobiografie und fragte sich, was er mit diesen ganzen Muskeln gewollt habe. Verstecken sich Männer gern hinter ihrer körperlichen Stärke?

Na ja, der Körper ist zur letzten Bastion unserer männlichen Selbstbestimmung geworden. Alles andere wirkt global, vernetzt und unkontrollierbar auf uns ein. Blättern Sie mal in den Männerzeitschriften, die sind voll mit Themen wie Bauch-weg-Übungen, Badehosen-Diät oder Hautpflege. Mit Muskeltraining den eigenen Körper zu formen, gibt Männern ein Gefühl von Selbstbestimmung und Stärke. Selbst wenn in meinem Inneren also die Hütte brennt, weil ich eigentlich überfordert und orientierungslos bin, erhalte ich mir dadurch noch immer die Illusion, Herr meiner selbst zu sein. Wir sind unser eigenen Produkte, das ist Selfmarketing. Und es ist die Suche nach der äußerlichen Lösung: Es wäre zwar möglich, mich mit meiner Schwäche auseinanderzusetzen, aber leichter ist es, den Körper zu stählen. Da kann ich selbst was tun, ich habe ein Ziel, Erfolge.

Warum fällt es Männern so schwer, Schwäche und seelischen Schmerz zu zeigen? Der sensible, reflektierte Mann ist doch mehr denn je gefragt.

Ja, gefragt ist er schon. Aber wird er dazu auch erzogen? Mütter, das weiß man aus Untersuchungen, unterstützen schon bei Jungs im Babyalter eher ein starkes, männliches Verhalten. Oder schauen Sie sich die Männer an, die heute in ihrer Lebensmitte sind: Welche Rollenvorbilder hatten sie denn? Ihre Väter wurden in den 1940er, 1950er Jahren geboren. Nachkriegskinder, deren Eltern sie noch »abhärten« wollten. Das »Junge, stell dich nicht so an, sei keine Memme« ist noch lange nicht überwunden. Die Wünsche und Ansprüche, die wir an den Mann von heute haben, müssen sich erst festigen. Es wird noch Generationen dauern, bis Männer tatsächlich andere Werte verinnerlicht haben. So lange schämen sie sich für Schwächen und halten unbewusst am Ideal der Furchtlosigkeit fest, beides Verhaltensweisen, die zur männlichen Depression beitragen.

Haben Männer so gar kein Bedürfnis, sich mit sich auseinanderzusetzen?

Irgendwie schon, doch Männern fällt es schwerer, an ihren Gefühlen dranzubleiben. Sie merken zwar, mir geht es gerade nicht gut. Doch sie beschäftigen sich nicht weiter damit, reden nicht gleich mit einem Freund oder ihrer Partnerin darüber, wie das viele Frauen tun würden. Sie wollen wieder weg von den Gefühlen und gehen deshalb lieber joggen. Danach sieht die Welt schon wieder anders aus. Männern gelingt es besser, sich abzulenken. Sie wechseln schneller ihre inneren

Zustände. Klassisches Beispiel: Ein Paar streitet sich im Bett. Er dreht sich um und fängt an zu schnorcheln, und sie liegt noch die halbe Nacht wach, weil sie sich nicht davon lösen kann.

Und wo kein Thema ist, da auch kein Therapiewille.

Sich einzugestehen, dass man Hilfe braucht, dass man Anforderungen nicht gewachsen ist, das kommt für viele Männer einem Scheitern gleich. Ich kann das alleine, das ist männlich. Hilfe anzunehmen, bedroht dagegen die männliche Autonomie. Deshalb fragt ja auch kein Mann nach dem Weg. Und deshalb gehen Männer immer noch seltener oder gar nicht zum Arzt.

Können Männer selbst herausfinden, wie es um ihre geistige Gesundheit steht?

Ein bisschen Selbstbeobachtung schadet nicht. Mal schlechte Laune zu haben, ist das eine. Doch nicht enden wollende Gereiztheit und Starrheit, Schlafstörungen, Unruhe, Grübeln und Selbstzweifel oder anhaltende Erschöpfungsgefühle sollten Männer ernst nehmen. Leider bemerkt man das nicht unbedingt an sich selbst, verdrängt es immer wieder. Wer kaum nahe soziale Kontakte hat, lebt möglicherweise über Jahre damit.

Wie läuft so eine Therapie bei Ihnen ab?

Der erste Schritt ist gemacht, wenn der Mann in der Praxis auftaucht. Wenn ich ihm helfen soll, muss er mir von seinen Problemen erzählen. Ich hatte mal einen Klienten, bei dem Anspruch und Wirklichkeit komplett auseinandergefallen waren. Seine Familie und Freunde glaubten, dass er studiere und sein Diplom schreibe. Tatsächlich arbeitete er in einem Buchladen. Über Jahre hat er ein Doppelleben geführt, musste immer auf der Hut sein, dass sich berufliche und private Kontakte nicht überschneiden. Irgendwann wurde der Druck zu groß, der Mann wurde depressiv und begann zu trinken. Das führte ihn zu mir. Oft ist das »Ich kann nicht mehr weiter« weniger deutlich ablesbar, aber genauso spürbar.

Wie ging es mit diesem Klienten weiter?

Wir haben gemeinsam geschaut, wie er wieder aktiv werden könnte. Wo er festhängt, was er vermeidet. Das lag in seinem Fall offen auf der Hand. Dann haben wir überlegt, wem er sein Doppelleben beichten könnte, wem gegenüber es ihm am leichtesten fallen würde. Als die Geschichte raus war, hat er nach und nach aufgearbeitet, wie es so weit kommen konnte. Letztlich ging es um einen Vater-Sohn-Konflikt, bei dem der Sohn vergeblich um die Anerkennung des Vaters gekämpft hatte.

Was raten Sie Männern, um gesund zu bleiben?

Wir brauchen realistische Ziele. Ansonsten besteht die Gefahr, dass wir uns unendlich anstrengen und ausbrennen. Wir leben in einer Gesellschaft der Optimierer. Beziehungen werden beendet, weil es nicht so läuft, wie wir uns das vorstellen. Macht ja nichts, in der Internetbörse finden wir eine Bessere. Das Gleiche gilt im Job: Es gibt immer noch ein Mehr – mehr

Geld, mehr Macht, mehr Anerkennung. Unsere Ansprüche treiben uns wie Dämonen vor sich her. Denn sie machen uns Angst, weil wir scheitern könnten. Dabei gehen wir kaputt. Klar, man kann immer noch einen draufsetzen. Aber um welchen Preis? Ständig wird davon geredet, das Beste aus sich zu machen, noch mehr aus sich herauszuholen, alles zu geben. Das ist diese männlich geprägte Wettkampf- und Sportmentalität. Was aber bleibt von uns, wenn wir alles geben? Ich vertrete die Meinung, dass wir ein »Gut genug« brauchen. Eine Grenze, die uns entspricht. Ziele, die wir erreichen können, ohne perfekt, sensationell oder außergewöhnlich zu sein. Nicht mal gut, nur gut genug.

2 Nur erschöpft – oder wirklich krank?

Der Depressions-Selbsttest

Sie halten ein Buch über das Thema Männer und Depressionen in der Hand. Im ersten Kapitel erfuhren Sie, dass dieses psychische Leiden nicht – wie oft vermutet – eine reine Frauenkrankheit ist. Und Sie haben darüber gelesen, welche Beschwerden bei Männern typisch sind.

Haben Sie sich dabei vielleicht wiedererkannt? Kennen Sie es von sich selbst, schon bei Nichtigkeiten auszurasten, aggressiv oder ungeduldig zu reagieren? Oder sind Sie lustlos und fragen sich immer öfter, was Ihr Leben noch für einen Sinn hat?

Falls Sie sich unsicher sind, ob Sie einfach nur eine schlechte Phase haben, ein längeres Stimmungstief durchleben oder tatsächlich auf eine depressive Episode zusteuern, sind Sie auf diesen Seiten richtig. Der folgende Selbsttest soll Ihnen helfen, Ihr aktuelles Befinden besser einzuschätzen.

Gibt es heute mehr Menschen mit Depression als früher?

Depressionen sind – genau wie andere psychische Erkrankungen auch – heute in aller Munde. Oft verwirren jedoch die vielen Informationen und führen dazu, dass sich auch Menschen für krank halten, die es gar nicht sind. Bis zu neun Millionen sollen mittlerweile in Deutschland unter mehr oder weniger stark ausgeprägten Symptomen einer Erschöpfung und den damit verbundenen depressiven Anzeichen leiden.

Experten halten diese Zahlen zwar für übertrieben, doch tatsächlich ist die Depression eine der häufigsten Krankheiten überhaupt.

Jetzt fragen Sie sich vielleicht, ob das schon immer so war oder ob unsere schnelllebige Zeit tatsächlich dazu führt, dass immer mehr Menschen depressiv werden. Immerhin ist das Thema derzeit in den Magazinen, Zeitschriften oder auch in Fernsehtalkshows omnipräsent. Fest steht: Es gibt keinen zwangsläufigen Zusammenhang zwischen modernem Leben und seelischem Leiden. Gleichwohl gehen wir heute mit psychischen Störungen offener um, nehmen sie eher wahr und hinterfragen häufiger, was noch normal oder was schon krankhaft ist. Das Bild psychischer Krankheiten einschließlich der Depression hat sich stark gewandelt: Es ist kein Tabu mehr, depressiv zu sein!

Dennoch gilt es wachsam zu sein. Denn so wie auf der einen Seite zu häufig die Diagnose Depression gestellt wird, leben andere Menschen immer noch viele Jahre unbehandelt mit ihrer psychischen Störung – allen voran die Männer.

Es ist also auch für Sie sinnvoll, rechtzeitig zu wissen, ob Ihr Verdacht begründet ist und ob sich bei Ihnen möglicherweise eine depressive Verstimmung anbahnt. Der Selbsttest hilft Ihnen dabei, ein klareres Bild von Ihrem seelischen Zustand zu bekommen.

Wann sprechen die Fachleute von einer Depression?

Normale Stimmungsschwankungen lassen sich in aller Regel klar von einer Depression abgrenzen. Ärzte oder Psychologen sprechen von krankhafter Traurigkeit, wenn bestimmte Krankheitszeichen über mindestens zwei Wochen anhalten. Dazu gehören die folgenden drei Kernsymptome: gedrückte Stimmung, Interesse- und Freudlosigkeit sowie ein reduzierter Antrieb. Das bedeutet, dass die Betroffenen sich nicht mehr aufraffen, morgens nicht aus dem Bett kommen oder unerledigte Dinge noch weiter aufschieben. Behandlungsbedürftig wird die Depression, wenn sie den Betroffenen daran hindert, wie gewohnt seinem Alltag nachzugehen. Wenn er es nicht mehr schafft, sich wie jeden Mittwoch mit seinen Freunden im Kino und danach auf ein Bier in der Kneipe zu treffen oder termingerecht die PowerPoint-Präsentation für seinen Chef fertigzustellen.

Auf den folgenden Seiten finden Sie 23 Aussagen. Sie basieren auf gängigen Depressionstests und fragen genau die Kriterien ab, die für eine Depression typisch sind.

Lesen Sie die Aussagen sorgfältig durch und entscheiden Sie spontan, welche Antworten auf Sie zutreffen. Tipp: Bearbeiten Sie den Selbsttest so ehrlich wie möglich. Nur dann haben Sie eine realistische Chance, Ihr persönliches Risiko für eine Depression herauszufinden! Wenn Sie hingegen die Antworten manipulieren, ist der Test sinnlos. Versuchen Sie, jede Antwort so realistisch wie möglich zu beantworten.

Je nachdem, wie oft Sie die Antworten A, B oder C angekreuzt haben, können Sie nachlesen, wie Experten Ihre aktuelle Situation anhand Ihrer Antworten einschätzen würden. Bitte beachten Sie dabei: Der Selbsttest ersetzt nicht die Diagnose eines Psychiaters oder Psychologen. Er kann Sie lediglich darauf hinweisen, ob es sinnvoll ist, dass Sie sich Hilfe holen.

Finden Sie mit diesem Test heraus, wie es tatsächlich um Ihr Seelenbefinden steht.

1) Wohlbefinden

Ich bin häufig traurig und sehr niedergeschlagen.
A: Ab und zu stimmt das.
B: Im Gegenteil, ich bin immer richtig gut drauf.
C: Das beschreibt genau meine Stimmung.

Ich fühle mich oft unruhig und getrieben.
A: Mal so, mal so.
B: Nein, ich bin grundsätzlich eher ein gelassener und entspannter Mensch.
C: Ja, das stimmt.

Meine Zukunft erscheint mir hoffnungslos.
A: Es kommt vor, dass ich so denke.
B: Im Gegenteil: Ich weiß nicht, mit welchem tollen Projekt ich zuerst beginnen soll.
C: Diesen Gedanken hatte ich schon sehr oft.

Ich habe das Gefühl, ohne Energie und Antrieb zu sein.

A: Kann ich nicht sagen, ich fühle mich immer gleich.

B: Nein, ich strotze nur so vor Energie.

C: Das beschreibt genau meine »Betriebstemperatur«.

2) Schlaf

Ich wache morgens sehr früh auf oder habe Probleme, ein- und durchzuschlafen.

A: Ja, das passiert.

B: Normalerweise lege mich hin und schlafe durch bis zum nächsten Morgen.

C: In der Tat liege ich entweder bis spät in die Nacht wach oder wache morgens viel zu früh auf.

Ich wache nachts mehrmals auf und liege mindestens 30 Minuten wach.

A: Das kommt ganz selten vor, und zwar nur dann, wenn es laut ist oder ich auf die Toilette muss.

B: Ich schlafe normalerweise bis zum nächsten Morgen wie ein Stein.

C: Ja, ich liege nachts oft wach und grübele vor mich hin.

Ich fühle mich schon morgens nach dem Aufwachen so erschöpft, als ob ich gar nicht geschlafen hätte.

A: Das kommt nur vor, wenn ich zu früh aufstehen muss.

B: Ich bin morgens topfit und freue mich auf den Tag.

C: Stimmt, mein Schlaf ist nicht besonders erholsam.

Ich ermüde leichter, obwohl ich mich gar nicht angestrengt habe.

A: Ja, manchmal.

B: Ich bin nie grundlos müde.

C: Ja, oft bin ich kurz nach dem Aufstehen schon wieder müde und kraftlos.

3) Alltag

In harmlosen Situationen reagiere ich oft gereizt oder ungeduldig.

A: Das finde ich normal, solange es nicht allzu oft passiert.

B: Ich versuche immer erst, die Situation zu verstehen und dann ruhig zu reagieren.

C: Ich bin sehr oft gereizt, ganz egal, ob die Situation harmlos ist oder nicht.

Ich habe Probleme, mich zu konzentrieren und Dingen oder Menschen meine ganze Aufmerksamkeit zu widmen.

A: Manchmal trifft das zu.

B: Konzentrationsstörungen sind für mich ein Fremdwort.

C: Ja, das stimmt. In letzter Zeit fällt es mir zunehmend schwer, mich auf eine Sache zu konzentrieren.

Dinge oder Menschen, die mich früher interessierten, sind mir egal.

A: Egal sind sie mir nicht, ich hab nur manchmal keine Lust darauf.

B: Nein, ich pflege meinen Freundeskreis und meine Hobbys ganz bewusst.

C: Richtig, mich strengt das an, und mir ist alles zu viel.

Es kostet mich sehr viel Kraft, mich um Alltägliches zu kümmern wie zum Beispiel zu arbeiten, einzukaufen oder Wäsche zu waschen.

A: Ist das nicht ab und zu normal?

B: Ich finde mein Leben cool, es strengt mich nicht an.

C: Ja, mein Leben ist insgesamt viel zu anstrengend geworden.

Ich habe deutlich mehr oder sehr viel weniger Appetit und einiges an Gewicht zugenommen oder verloren.

A: Ich glaube nicht, dass das bei mir ungewöhnlich ist.

B: Ich esse wie immer.

C: Ja, das hat sich extrem verändert, ist mir auch schon aufgefallen.

4) Gefühle und Gedanken

Ich bin oft ängstlich.

A: Nur, wenn es auch einen entsprechenden Anlass gibt.

B: Nein, Angst ist für mich ein Fremdwort.

C: Richtig, ich ängstige mich vor vielen Dingen.

Ich habe oft Schuldgefühle oder ein schlechtes Gewissen.

A: Nur, wenn es einen Grund dafür gibt.

B: Ich versuche, mich immer angemessen zu verhalten, damit Schuldgefühle unnötig sind.

C: Mein ganzes Leben ist ein einziger Vorwurf.

Ich fühle mich oft wertlos und bin wenig selbstbewusst.

A: Das beschreibt mitunter mein Gefühl.

B: Ich bin gut so, wie ich bin.

C: Ja, das stimmt, mein Leben läuft in die falsche Richtung, ich »bring's einfach nicht«.

Oft frage ich mich, ob das Leben noch einen Sinn hat.

A: Das kommt nur vor, wenn es mir mal ganz schlecht geht.

B: Ich finde mein Leben genau richtig und sehe in allem einen Sinn.

C: Ja, diese Frage stelle ich mir oft.

5) Typisch männlich?

Ich bin aggressiv – um mal ganz ehrlich zu sein.

A: Wenn es einen Grund gibt, gehe ich schon mal an die Decke.

B: Ich versuche, Konflikte ruhig zu lösen.

C: Ja, ich bin extrem aggressiv. Im Nachhinein bin ich dann oft erschüttert über mich selbst und schäme mich, dass ich so übertrieben reagiert habe.

Ich trinke Alkohol, um mich besser entspannen zu können.

A: Ja, aber das ist ganz normal.

B: Nein, Alkohol ist nicht mein Ding.

C: Ja, ich kann derzeit einfach nicht ohne.

Mir fällt es sehr schwer, mich für eine Sache zu entscheiden.

A: Mal so, mal so.

B: Ich weiß immer genau, was ich will.

C: Richtig, es schlagen meist mehrere Herzen in meiner Brust.

Ich habe keine oder ständig Lust auf Sex.

A: Das kommt vor.

B: Sex gehört zu meinem Leben wie Essen und Schlafen.

C: Ja, mein Bedürfnis nach Sex hat sich extrem verändert.

Ich treibe exzessiv Sport.

A: Wenn ich es mal schaffe, mich aufzuraffen, stimmt das.

B: Sport habe ich immer gemacht, aber in Maßen.

C: Ja, ich treibe seit einiger Zeit täglich oder mehrmals die
Woche Sport.

Mehr als sonst leide ich an wenigstens einer dieser Beschwerden:
Herzrasen, verschwommenes Sehen, Schwitzen, Hitzewallungen,
Kältegefühl, Brustschmerzen, Zittern, Übelkeit.

A: Diese Beschwerden habe ich gelegentlich.

B: Nein, ich bin gesund und habe keine dieser körperlichen
Anzeichen.

C: Ja, damit quäle ich mich schon länger herum.

Einschätzung

Haben Sie die Aussagen sorgfältig gelesen und nach bestem
Wissen und Gewissen beantwortet? Wenn Sie überwiegend
A und vor allem B angekreuzt haben, dann ist es um Ihren
Seelenfrieden gut bestellt. Sie haben – wie übrigens die meis-
ten Menschen auch – ab und an mal ein Problem, von einer
Depression oder einem psychischen Ungleichgewicht sind Sie
aber weit entfernt. Haben Sie überwiegend C auf Ihrem Zettel
als Antwort notiert, ist die Situation nicht ganz so eindeutig.
Es heißt aber noch lange nicht, dass Sie depressiv sind.

Diese Diagnose kann nur ein Arzt oder Psychologe stellen, nachdem er ausführlich mit Ihnen gesprochen hat. Es scheint aber durchaus offene Fragen oder Probleme in Ihrem Leben zu geben, die Sie vielleicht mit Hilfe eines Psychotherapeuten oder im Rahmen eines Coachings klären sollten.

Wenden Sie sich im ersten Schritt am besten an Ihren Hausarzt und besprechen Sie mit ihm, was Ihnen auf der Seele brennt.

Wohlbefinden

Schwermut und Hoffnungslosigkeit, Gram und Resignation, verbunden mit der fehlenden Aussicht auf Besserung, gehören zu den wesentlichen Merkmalen der Depression. Dieses Gefühl der Trostlosigkeit hat nichts mit dem traurigen Gefühl zu tun, das normalerweise jeder Mensch aus ganz unterschiedlichen Gründen hat und das vorübergeht. Anders als bei gesunden Menschen hält die Niedergeschlagenheit bei Depressiven länger an oder verstärkt sich sogar mit der Zeit. Betroffene sind irgendwann gefangen in dem Gefühl der Traurigkeit, sie fühlen sich wie gelähmt.

Schlaf

Depressive Männer haben Probleme, ein- oder durchzuschlafen, oder wachen ohne Grund sehr früh am Morgen auf. Und all das, obwohl sie müde sind und ein erhöhtes Schlafbedürfnis haben. Typischerweise berichten depressive Menschen über das Gefühl, »mit einem Stein auf der Brust« am Morgen aufzuwachen. Es kann ein Indiz für die Angst und Panik vor dem kommenden Tag sein. Die Schlafstörung führt dazu, dass

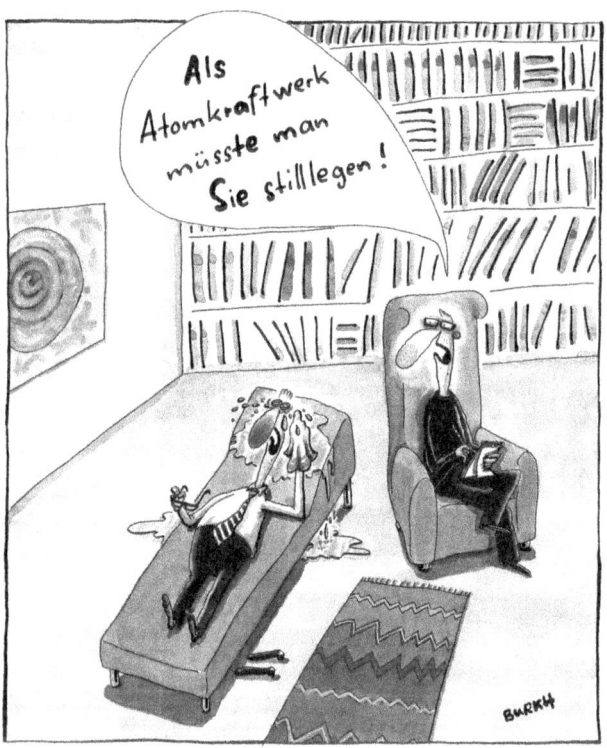

Betroffene sich nicht erholen, dadurch noch mehr psychisch überanstrengt sind und schnell schlapp, antriebs- und energielos werden. Die Spirale der Erschöpfung wird dadurch weiter verstärkt. Ergebnis: Sie sind schnell körperlich erschöpft und leiden unter chronischer Müdigkeit.

Alltag

Sich auf einen Artikel in der Zeitung oder ein Gespräch konzentrieren, unangenehme Dinge wie einen Amtsbesuch erledigen, Entscheidungen treffen – all das fällt depressiven Menschen schwer. Der Depressive hat Mühe, seinen Alltag zu organisieren, geschweige denn Freude daran zu finden. Stattdessen grübelt er, welche Entscheidung die bessere ist, oder hat Angst davor, sich auf etwas festzulegen, was sich im Nachhinein als Fehler entpuppen könnte.

Gefühle und Gedanken

Gefühlsmäßig abgestorben – so beschreiben viele Depressive ihren Zustand. Sie fühlen eine innere Leere; es kommt ihnen vor, als könnten sie nichts mehr spüren. Sie können sich an nichts erfreuen, weder an den ersten Knospen im Frühling noch am ersten Schnee im Winter. Alles erscheint ihnen grau. Oft haben sie sogar Schwierigkeiten, sich an Gefühle von früher zu »erinnern«. Außerdem leiden Betroffene häufig an ausgeprägten Schuld- und Minderwertigkeitsgefühlen. Sie machen sich Vorwürfe, Angehörigen oder Kollegen zur Last zu fallen, nicht mehr zu schaffen, was von ihnen erwartet wird, und den Beruf oder die Familie zu vernachlässigen.

Typisch männlich?

Männer verarbeiten Stress anders als Frauen. Da auch eine Depression mit Stress zu tun hat, verwundert es nicht, dass Männer auch andere Depressionssymptome entwickeln als Frauen. Bevor sich bei ihnen die Erkrankung als solche zu erkennen gibt, werden sie zum Beispiel häufig alkoholsüchtig. Sie sind gereizt und aggressiv und haben die Tendenz, anderen die Schuld in die Schuhe zu schieben. Ebenso neigen Männer zu sogenannten psychosomatischen Beschwerden. Das heißt, sie haben Herzklopfen, sind kurzatmig oder fühlen sich schwindelig. Die Ursache dieser körperlichen Probleme ist aber rein psychisch bedingt; bei einer Untersuchung wird der Arzt kein organisches Problem dafür finden. Außerdem neigen depressive Männer dazu, vieles zu übertreiben: Sport, Autofahren, Freizeit – alles wird bis zum Limit ausgereizt.

3 Leben am Limit

»Wenn Frauen depressiv sind,
futtern sie oder gehen shoppen.
Männer zetteln Kriege an.«

Elayne Boosler, amerikanische Kabarettistin

»Ich kann es schaffen« I

»Ich war selbstständiger Vermögensberater für ein deutsches Bankunternehmen, habe 500 000 Euro im Jahr verdient und war damit die Nummer sieben in Deutschland. Ich lebte mit meiner ebenfalls sehr erfolgreichen Frau und unseren beiden kleinen Kindern in einem schönen Haus. Trotzdem – oder gerade deshalb? – stand ich eines Morgens auf der Autobahnbrücke und wollte hinunterspringen, am besten vor einen LKW. Zwei Stunden habe ich mit mir gerungen. Es fehlte nicht viel, und ich hätte es getan. Doch im letzten Moment schoss mir das Bild meiner Kinder durch den Kopf. Und ich wusste, dass ich mich nicht einfach aus dem Staub machen konnte. Dann bin ich zusammengeklappt, die Angst und Verzweiflung zogen mir einfach die Beine weg. Ich weiß nicht, wie lange ich auf der Brücke gehockt habe. Irgendwann habe ich mich wieder ins Auto gesetzt und bin zur Klinik in unserer Stadt gefahren. Sie haben mich gleich dabehalten.

Auf Station wusste ich noch immer nicht, was eigentlich mit mir los war. Ich hatte eine Krise, einen Zusammenbruch, aber irgendwie würde es schon weitergehen. Das redete ich mir zumindest ein. Denn ich wollte nicht begreifen, wie verzweifelt ich war, wie schlecht es mir wirklich ging.

Begonnen hat der ganze Wahnsinn im Jahr 2000. Ich hatte mich gerade als Vermögensberater selbstständig gemacht, und ich war richtig gut. Hab Abschlüsse gemacht ohne Ende. Aber die Bank hat immer mehr Umsatz von mir gefordert, hat Jahr für Jahr das Soll erhöht. Erst 200 000 Euro pro Jahr, dann 220 000, 250 000, 300 000. So ging das immer weiter. Und ich Idiot habe mitge-

macht, bin in einen regelrechten Strudel geraten. Ich war so erfolgshungrig. Ein Workaholic, ein zweihundertprozentiger.

So ging das über Monate, über Jahre. Mit der Zeit kam die Unruhe. Ich konnte nicht mehr schlafen, saß nachts im dunklen Wohnzimmer, habe eine nach der anderen geraucht und mich durchs Fernsehprogramm gezappt. Wirklich wahrgenommen, was da lief, habe ich nicht. Aber durch das Geflimmer war ich nicht mehr so allein. Ein, zwei Stunden Schlaf, mehr Ruhe ließ mein Körper nicht mehr zu. Zigaretten, Kaffee, immer weniger Appetit. Ich wurde krank, hatte eine schwere Lungenembolie, wäre fast daran gestorben. Nach zwei Tagen habe ich mich selbst aus dem Krankenhaus entlassen, um wieder zu arbeiten. Wenig später: ein Bandscheibenvorfall an der Halswirbelsäule. Meine Beine waren gelähmt, aber eine Rehabilitation kam für mich nicht in Frage. Unter Schmerzen hab ich mich ins Büro geschleppt, wollte wieder etwas schaffen, noch mehr umsetzen, die Vorgaben erfüllen. Nur so glaubte ich, in den Spiegel schauen zu können, wirklich etwas wert zu sein. Die Signale meines Körpers habe ich einfach verdrängt und überhört. Und das, obwohl ich schon so ausgebrannt war, mich so müde fühlte. Irgendwann fing ich an, Fehler zu machen. Habe meine Kunden nicht mehr gut beraten, ungeeignete Produkte verkauft. Das hat mich dann noch mehr unter Druck gesetzt.

Klar, meine Frau und ich haben viel gestritten, und irgendwann herrschte Funkstille. Ich hatte keine Kraft zum Reden. Alles war mir zu viel. Die Kinder waren zwar da, aber ich habe sie kaum wahrgenommen. Bin zu keinem Elternabend gegangen, habe ihre Aufführungen in Schule und Kindergarten verpasst, war bei keinem Fußballtraining dabei. Mein Körper war zwar noch da, aber *innerlich war ich nicht mehr anwesend. Irgendwann ging nichts mehr. Ich löste meinen Vertrag mit der Bank, ließ mich als Berater von einem Software-Unternehmen anstellen, um endlich zur Ruhe zu kommen. Was für ein absurder Trugschluss! Ich hätte es wirklich besser wissen müssen, kenne ich doch die ganze Maschinerie in- und auswendig. Wenn es ums Geld geht, kommt man nie, niemals zur Ruhe! Dort hat mir zwar keiner mehr Vorschriften gemacht, wie viel Umsatz ich zu bringen hatte, dafür hat man mich dort gemobbt und mir meinen Erfolg geneidet. Irgendwann habe ich nur noch einen letzten Ausweg gesehen.«*

Von der Erschöpfung zur Depression

Im Krankenhaus Koblenz konfrontierten die Therapeuten Christoph Haller (Name geändert) mit der Diagnose »Depression«. Anfangen konnte Haller damit zunächst wenig. Ja, er war erschöpft, aber depressiv, nein, das passte nicht zu dem Bild, das er von sich hatte. Dann schon eher dieses Burnout, von dem alle Welt redete. Die Symptome, die in diesem Zusammenhang beschrieben wurden, glichen seinen sehr: Auch er fühlte sich ausgebrannt, müde und kaum noch in der Lage, für seine Familie zu sorgen oder sich um seinen Job zu kümmern. Dazu die Unruhe und die Schlaflosigkeit.

Kaum ein Begriff hat zuletzt für so viel Furore gesorgt wie der des »Burnout«. Journalisten interpretierten Statistiken, beleuchteten Symptome und porträtierten Betroffene. Nachbarn, Kollegen, Freunde – jeder hatte etwas dazu zu sagen oder kannte jemanden, der »ausgebrannt« war. Burnout wurde zur gesellschaftsfähigen Diagnose. Auch die Fachwelt meldete sich zu Wort. Doch die Experten aus Psychologie und Psychiatrie beobachten die Diskussion um den durch den Job ausgelösten Erschöpfungszustand mit gemischten Gefühlen. Richtig, psychische Leiden bräuchten mehr Aufmerksamkeit, vor allem bei Männern. Doch warum eine solche Aufregung um das Burnout? Woran leiden diese Männer wirklich? Wer hat tatsächlich ein Burnout, und wer bekommt eine Depression?

Noch immer werden Burnout und Depression zu oft miteinander verwechselt, selbst von Ärzten und Psychologen. Als Synonyme verwendet. Das Burnout als kleineres Übel betrachtet. Und genau das macht der Fachwelt Sorgen. Der Psychiater und Depressionsexperte Manfred Wolfersdorf warnt eindringlich vor der inflationären Nutzung des Begriffes: »Burnout ist ein Etikettenschwindel.« Weder sei das Burnout eine eindeutige Diagnose, auf die eine bewährte Therapie folgen könne, noch gebe es einheitliche, Burnout-spezifische Symptome.

Doch Ausgebranntsein ist in unserer Leistungsgesellschaft salonfähig. Wer einmal brannte, hat in diesem leistungsorientierten System schon einmal bestens funktioniert. Und ein Burnout lässt vermuten, dass sich der Betroffene besonders verausgabt und überdurchschnittlich engagiert hat.

Jeder zweite Arbeitnehmer in Deutschland arbeitet hierzulande unter Stress. Zu diesem Ergebnis kam eine im März 2012 publizierte repräsentative Umfrage des Deutschen Gewerkschaftsbundes. Nahezu zwei Drittel der Befragten klagten darüber, dass die Arbeitsbelastung in den vergangenen Jahren zugenommen habe und sie in gleicher Zeit mehr erledigen müssten. Jeder Vierte müsse für seinen Arbeitgeber in der Freizeit erreichbar sein. Viele Arbeitgeber dächten zudem in der Freizeit über berufliche Probleme nach oder gingen krank zur Arbeit. Ganz ähnlich sieht es in den deutschsprachigen Nachbarländern aus: In der Schweiz ist rund ein Drittel der Erwerbstätigen gestresst, in Österreich etwa 27 Prozent.

Aus diesem Überengagement am Ende geschwächt hervorzutreten, das kann Mann sich gerade noch eingestehen – nicht aber, dass er an einer Depression erkrankt ist. Kein Mensch, geschweige denn Mann, möchte mit Depressionen in Zusammenhang gebracht werden. Dieses Urteil würde die Betroffenen in die Nähe von Losern und Versagern rücken.

Ein ganz ähnliches Phänomen habe es früher, in den 1960er und 1970er Jahren, schon einmal gegeben, sagt Psychiater Wolfersdorf. Damals habe man die Beschwerden »emotionale Erschöpftheit« genannt, auch das sei allemal gesellschaftsfähiger gewesen, als von einer Depression zu sprechen.

Burnout hat sich hierzulande zur Volkskrankheit entwickelt – und ist trotz der international klingenden Bezeichnung doch vor allem ein deutsches Phänomen. Ein paar Jahre zuvor waren es noch die Rückenschmerzen, die an vorderster Stelle bei den Krankmeldungen standen. Oder die Leute litten unter Magenbeschwerden und Schlafstörungen. Niemand ließ sich wegen Überforderung und Stressbelastung krankschreiben. Inzwischen sind es zumeist Burnout-Fälle, die Deutschlands Krankenkassen und die Wirtschaft rund 13 Milliarden Euro jährlich kosten.

In anderen Ländern kennt man den durch den Job ausgelösten Erschöpfungszustand eigentlich nur bei Gesundheits-
berufen. Das wiederum ist historisch bedingt: Der Begriff
Burnout wurde in den 1970er Jahren in den USA wiederholt
im Zusammenhang mit Pflegeberufen genannt. So stammt
auch die erste wissenschaftliche Publikation zum »Ausgebranntsein« aus dem Jahr 1974 von einem Amerikaner, dem
Psychologen und Psychoanalytiker Herbert Freudenberger.
Vor 40 Jahren beschrieben er und wenig später die Sozialpsy-
chologin Christina Maslach von der University of California
die typischen Anzeichen: emotionale Erschöpfung und eine
veränderte Einstellung zur Arbeit, etwa indem sich Betroffene von ihren Patienten oder Klienten distanzieren, von ihnen genervt sind und sie als lästig empfinden.

Das Phänomen, das vor 40 Jahren erstmals Eingang in
die Literatur fand, ist bis heute in Pflege- und Sozialberufen
weit verbreitet. Eine große Studie, vorgestellt von Linda Ai-
ken von der Schwesternschule der Universität Pennsylvania
in Philadelphia und Walter Sermeus von der Katholischen
Universität Leuwen in Belgien, zeigte, dass das Pflegeperso-
nal in Europa und den USA sehr unzufrieden ist. Die Ergebnisse variierten von Land zu Land: Jede fünfte niederländi-
sche Schwester und jede zweite in Griechenland wollten sich
gemäß der 2012 erschienenen Publikation im nächsten Jahr
einen neuen Job suchen. In Deutschland waren es vier von
zehn Pflegekräften. Zwischen 10 Prozent der Pflegekräfte in
den Niederlanden und knapp 80 Prozent in Griechenland
gaben an, ausgebrannt zu sein. Hierzulande war es knapp
ein Drittel. Die Frustration der Pfleger und Schwestern, so

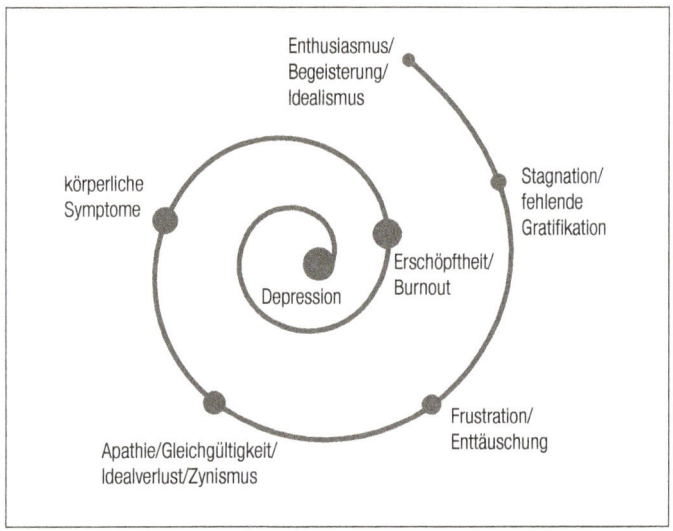

Wie aus dem Burnout eine Depression wird

die Vermutung der beiden Autoren, sei besonders von der wirtschaftlichen Lage des jeweiligen Landes beeinflusst. In Deutschland könnte der gestiegene Druck seit Einführung der Fallpauschalen für die schlechten Ergebnisse verantwortlich sein.

Um es noch deutlicher zu machen: Mehr als 130 Merkmale fallen unter den Begriff Burnout. Die häufigsten sind körperliche und geistige Erschöpfung, Antriebsschwäche und Gleichgültigkeit. Viele dieser 130 Anzeichen überschneiden sich mit den Beschwerden einer Depression. Wer also auf einem Burnout-Fragebogen viele Punkte erziele, so Wolfersdorf, erlange bei einem Depressionstest ein ganz ähnliches Ergebnis. Kein Wunder, sind beide doch häufig identisch.

Letztlich ist das Burnout eine Depression mit besonderen Charakteristika.

Vergleich Anzeichen Burnout und leichte bis mittelschwere Depression (Auswahl)	
Burnout	**Depression**
Ich fühle mich körperlich unwohl und krank.	Ich kann mich kaum zu etwas aufraffen, habe an nichts mehr Interesse und kann keine Freude mehr empfinden.
Ich schlafe schlecht.	Ich habe Schlafstörungen und Morgentiefs.
Ich rege mich über Kleinigkeiten auf, die mich früher kaltgelassen haben.	Ich reagiere oft aggressiv und fühle mich sehr unausgeglichen.
Ich werde von einer unerklärlichen Unruhe geplagt.	Ich bin sehr unruhig und fühle mich getrieben.
Ich fühle mich sehr erschöpft.	Ich bin oft erschöpft, ermüde schnell und fühle mich kraftlos.
Manchmal erkenne ich mich selbst kaum wieder.	Ich bin oft niedergeschlagen und habe wenig Selbstvertrauen.
Ich betreibe exzessiv Sport.	Ich habe keinen Appetit und habe Gewicht verloren.
Ich trinke regelmäßig Alkohol, um mich zu entspannen.	Ich habe Suizidgedanken, denn ich weiß nicht, wie es weitergehen soll.

So wird immer klarer: Menschen leiden heute anders und häufiger als früher an psychischen und seelischen Leiden, und hinter vielen körperlichen Erkrankungen stecken persönliche Krisen. Dass das Burnout die Epidemie der Neuzeit geworden ist, dazu haben auch Prominente beigetragen. Ganz gleich, ob es die Fußballtrainer Felix Magath und Ralf Rangnick sind, Starkoch Tim Mälzer oder der SPD-Politiker Matthias Platzeck, ihr gemeinsames Fazit lautet: »Ich habe meine Kräfte überschätzt.« Dabei sind viele der prominenten Burnout-Patienten wohl genau wie Christoph Haller eigentlich depressiv.

Gleichzeitig warnt Wolfersdorf vor dem Umkehrschluss: Nicht alle Menschen, die an Kraft- oder Antriebslosigkeit, an Schlafstörungen und permanenter Erschöpfung leiden, sind auch depressiv. Vielmehr sollten sie die psychischen und körperlichen Anzeichen als Warnung sehen: »In der Burnout-Phase lässt sich in den meisten Fällen noch die Notbremse ziehen.« Wer die Anzeichen erkennt, Wege aus dem Teufelskreis findet und sich professionelle Hilfe holt, hat gute Chancen auf Selbstheilung. Wer sich aber wie in unserem Beispiel Christoph Haller immer weiter in die Spirale aus Arbeit und Erschöpfung hineintreiben lässt, gefährdet ernsthaft seine Gesundheit.

Burnout – ein uraltes Phänomen

Der erste VIP mit Burnout, der in die Annalen einging, lebte im 13. Jahrhundert vor Christus: Mose war von seiner Führungsposition bei der Volkswanderung derart angespannt und überfordert, dass selbst sein Schwiegervater die Gefahr erkannte: »Die Sache ist nicht gut, die du tust. Du reibst dich auf.« Offenbar lebte Mose im Dauerstress: Angreifer erschwerten dem Volk Israel das Leben. Kritiker in den eigenen Reihen machten Mose zu schaffen, die monotone Verpflegung wurde angeprangert, das Volk dürstete. Was wird bloß als Nächstes passieren?, mag Mose sich gefragt haben. Irgendwann wird dem Topmanager der Israeliten der Stress endgültig zu viel. Er richtet einen verzweifelten Hilfeappell an Gott. Lieber will er sterben, als mit diesen ganzen Anforderungen weiterzuleben. Mit seinem Hilferuf geht Mose einen ersten wichtigen Schritt. Er bittet um Unterstützung. Und Gott entlastet ihn, indem er ihm Menschen zur Seite stellt, die ihm einen Teil der Verantwortung abnehmen. Nun ist es an Mose zu lernen, mit anderen zusammenzuarbeiten und Dinge zu delegieren.

Depression ist keine Schande

Wie lange wird es dauern, bis unsere Gesellschaft seelische Erkrankungen bei Männern, die sich hinter dem gefälligeren Burnout verbergen und deren größter Anteil die Depressionen sind, nicht länger tabuisiert? Möglicherweise werden wir bei diesem Prozess von der weltweiten Entwicklung überrollt. Laut einer Prognose der WHO werden depressive Störungen bereits im Jahr 2020 an erster Stelle jener Krankheiten stehen, die für vorzeitige Sterblichkeit oder Behinderung verantwortlich sind. Noch tun sich die Männer hierzulande jedenfalls schwer damit, zu ihrer Erkrankung zu stehen. Kein Wunder, es wird auch viel von ihnen verlangt: ihre bisherige Rolle, ihr Leben zu hinterfragen. Schwächen und Fehler einzugestehen. Sich mit sich selbst zu beschäftigen und Gefühle zuzulassen.

In Amerika oder auch Australien geht man offener mit dem Thema um: Prominente wie der Nachrichtenmann Mike Wallace oder der verstorbene Hollywood-Schauspieler Rod Steiger sprechen und sprachen in der Presse und im Fernsehen über ihre Depressionen. Genau wie Jim Carrey, der Schauspieler und Comedian. Der Ex-Footballer Terry Bradshaw. Und der Musiker Billy Joel. Sie alle bekennen sich öffentlich zu ihren mitunter schon Jahrzehnte dauernden seelischen Tiefs und berichten über ihren mitunter jahrzehntelangen Kampf gegen die dunkle Seite ihrer Seele. In den Zeitschriften und im Fernsehen laufen Aufklärungskampagnen zur Männerdepression (USA: Men Get Depression; Real Men. Real Depression. Australien: beyondblue.com). Mittlerweile hat das Gros der Forscher aus Psychiatrie und Psychologie erkannt, welche gesellschaftliche Bedeutung das Thema hat.

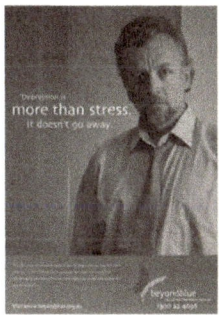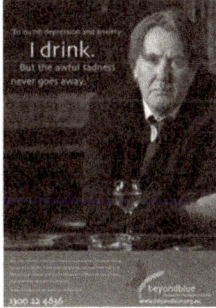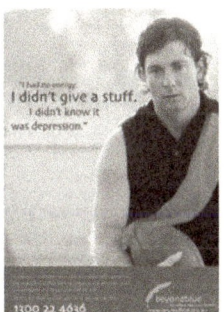

*Aufklärungskampagne von beyondblue.org.au zur Männerdepression
(Australien)*

Wenn das Stresskarussell sich dreht

Männer, die immer alles perfekt machen wollen, die bis an
die Grenzen der Erschöpfung gehen und sich selbst ausbeu-
ten, sind eher gefährdet, depressiv zu werden, als diejenigen,
die auch mal Nein sagen können. Gleiches gilt für Männer, die
Rückschläge als persönliche Kränkung empfinden. Sie trifft
die Depression häufiger als solche, die auf das innere Kon-
trollsystem hören, sich regelmäßige Auszeiten verordnen und
wissen, dass sich das Rad auch ohne sie weiterdreht.

*»Als Vorarbeiter befand ich mich in einer schwierigen Position. Ich
wollte für meine Leute da sein, ihnen das Gefühl geben, dass sie
ihre Sache gut machen. Also hörte ich ihnen zu, egal, ob es beruflichen Ärger gab oder ob sie zu Hause Stress mit der Frau hatten. Ich hielt sie bei Laune, achtete auf die Dienst- und Urlaubs-
wünsche jedes Einzelnen. Gleichzeitig war ich derjenige, den die*

Chefs zu den Leuten schickten, um Lohnkürzungen, Kurzarbeit oder Kündigungen an- und auszusprechen. Ich war in einem ständigen Dilemma, wollte beiden Seiten gegenüber loyal sein. Nach und nach habe ich gemerkt, dass mir meine Mitarbeiter misstrauten. Das war ein Schock für mich. Ich habe angefangen, mich für meine Schwäche selbst zu verachten.« (Lutz P., 47 Jahre, Abteilungsleiter in einem mittelständischen Möbelunternehmen)

Ein weiterer Schutzmechanismus: ein gesundes Selbstbewusstsein. Solange »die anderen«, also Chef, Kollegen, Nachbarn oder Bekannte, für die persönliche Misere verantwortlich sind, ist der Übergang zu einer Depression seltener. »Beschuldigt man sich jedoch ständig selbst und fühlt sich immer wertloser, geht es auch mit der Stimmung abwärts. Das hält keine noch so starke Psyche auf Dauer aus«, sagt Wolfersdorf. Die Seele hat keine Chance mehr, sich zu regenerieren – und Mann wird krank. »Menschen, die depressiv sind, entwerten sich selbst und laden alle Schuld auf sich«, fasst Wolfersdorf die Misere zusammen.

Zu den typischen psychischen Risikoanzeichen für eine Depression gehören:

- Selbstvorwürfe wegen Nichtkönnens (Insuffizienzgefühle)
- Versagensängste und Minderwertigkeitsgefühle (Selbstwertstörung)
- Nicht-geliebt-, Nicht-geschätzt-, Nicht-anerkannt-Werden (Verlust von Wertschätzung)
- Schuldgefühle (Selbstverurteilung, Selbstanklage)

Bei Männern dauert es meist länger, bis sich aus dem Stress-geplagten ein depressiver Patient entwickelt. Manchmal können Jahre vergehen, mitunter sogar Jahrzehnte, die vielfach von körperlichen – genauer gesagt psychosomatischen – Beschwerden überschattet sind. Doch je mehr Zeit ins Land zieht und je länger die Männer davor zurückscheuen, sich behandeln zu lassen, desto langwieriger und schwieriger ist oft auch der Heilungsprozess. In akuten Situationen wie bei Christoph Haller müssen die Betroffenen mitunter stationär in eine Klinik aufgenommen werden oder für mehrere Wochen eine Tagesklinik besuchen. Experten wie Wolfersdorf wissen: Die meisten Patienten brauchen zwischen sechs und zwölf Monaten, um sich von ihrer depressiven Krise zu erholen.

Ein Indianer kennt keinen Schmerz

Viele Männer definieren sich und ihren Selbstwert über ihren Job: Wer viel arbeitet, der ist auch wer. Kein Wunder also, dass die berufliche Situation bei Männern der dominierende Risikofaktor für eine Depression ist (siehe auch Kapitel 1 »Die ›neue‹ Männerkrankheit«), zumindest aber ist er der am besten untersuchte. So liegt es nahe, die zunehmenden Betroffenenzahlen der männlichen Depression mit der sich rasant verändernden Berufswelt in Verbindung zu bringen. Denn Normen, die dem Mann früher Sicherheit gaben, bröckeln in der heutigen Zeit – und stellen das Selbstbild des Mannes, mitunter sogar seine Daseinsberechtigung in Frage.

So sind Frauen heute viel trennungsbereiter als früher, da sie selbstständiger sind, ihr eigenes Geld verdienen und nicht mehr auf den für sie sorgenden Mann angewiesen sind. Männer fühlen sich in ihrem Job oft sehr unter Druck gesetzt – und fühlen sich dadurch enorm belastet. Dabei muss klar sein: Stress ist nicht gleich Depression. Allerdings ist wiederkehrender Stress ein Risikofaktor für psychische Erkrankungen wie eine Depression. Private Probleme können eine solche Entwicklung katalysieren. Im Gegensatz zu den Frauen, die eine Trennung erleben, steigt das Depressions- und Suizidrisiko bei Männern nach dem Auseinanderbrechen einer Beziehung um ein Vielfaches.

Einer amerikanischen Untersuchung zufolge ist die Frau mittlerweile in jeder vierten Familie in den USA die Hauptverdienerin. Und die Frauen dringen in männerdominierte Berufe vor: Sie arbeiten als Pilotinnen, dienen in der Armee und verdingen sich auf Bohrinseln. Wo haben Männer also noch ihren angestammten Platz? Während Frauen also flexibler auf die Veränderungen in Arbeitswelt und Gesellschaft reagieren und sich ihnen anpassen, fühlen sich die Männer dadurch vermehrt gestresst, stellten Boadie Dunlop und Tanja Mletzko von der Emory University in Atlanta fest. Männer sind demnach stärker von der zunehmenden Arbeitsplatzunsicherheit und von Arbeitslosigkeit betroffen. Ein Mann, der sich immer über Leistung definiert hat, fühlt sich wertlos, wenn er keine Leistung mehr erbringen kann.

Und sie erkranken häufiger unter belastenden Arbeitsbedingungen: Bei Männern, die viel arbeiten, aber wenig selbst entscheiden und gestalten können oder sich am Arbeitsplatz wenig unterstützt fühlen, treten häufiger Depressionen auf. Auch hohe berufliche Anforderungen bei geringer Entlohnung sind mit einem erhöhten Depressionsrisiko verbunden. Johannes Siegrist, Medizinsoziologe von der Universität Düsseldorf, hat diese Phänomene vor über 20 Jahren untersucht und das Modell zur Entstehung von Krankheit »Gratifikationskrise« genannt. Kurz gesagt bedeutet es, dass fehlende Anerkennung am Arbeitsplatz die psychische Gesundheit gefährdet. Über- und Unterforderung lassen die Seele also gleichermaßen leiden.

Ein weiterer Grund für den zunehmenden Frust unter Männern: Smartphones und WLAN, Billigflieger und stündliche Städteverbindungen zwischen den Metropolen machen es in der heutigen Zeit immer schwieriger, gezielt und regel-

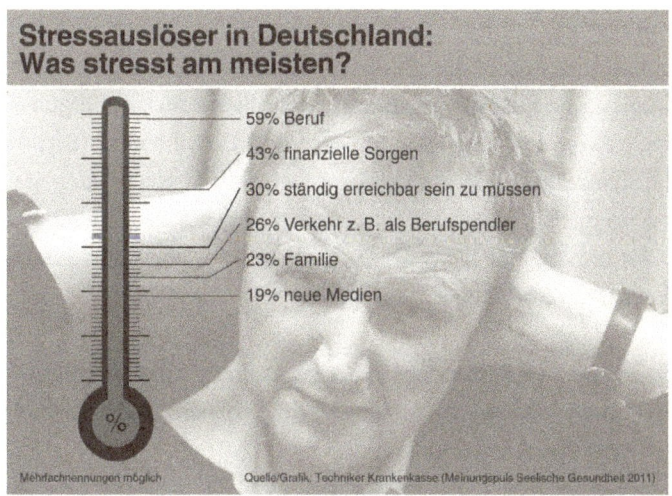

Was stresst am meisten?; Quelle: Techniker Krankenkasse

mäßig Pausen einzulegen. Männer können sich einer Arbeitswelt, die verlangt, dass sie immerzu und überall erreichbar sind, besonders schlecht entziehen, erklärt Manfred Wolfersdorf. »Es wird doch von mir erwartet, dass ich flexibel reagiere und erreichbar bin«, entschuldigen sich viele. Und selbst die Freizeit dient in erster Linie dazu, die berufliche Fitness zu stärken. Statt Mittagsschlaf gibt es Powernapping, Wochenendkurse widmen sich der Work-Life-Balance, und bei der Kosmetikerin wird das Paket »Workfit« gebucht.

Zunehmende Freiberuflichkeit und Selbstständigkeit, moderne Kommunikationsmittel und Arbeitszeitflexibilität führen dazu, dass die Grenzen zwischen Berufs- und Privatleben verwischen. So nimmt der Mann sein Handy mit in den Urlaub, der Rechner bleibt auch am Wochenende die ganze Zeit an. Und selbst über das Hotel für den Wellness-Kurzurlaub mit der Freundin ist der Chef informiert. Das positive Gefühl, gebraucht zu werden und unabkömmlich zu sein, erkaufen Männer sich mit einer Art moderner Sklaverei. Damit generiert die von uns geschaffene Gesellschaft ihr eigenes psychisches Leiden. Wie sich immer wieder befristete Verträge, Rente mit 67, Zeit- und Termindruck sowie kontinuierlicher Arbeitsplatzabbau langfristig auf die seelische Gesundheit auswirken werden, lässt sich nur erahnen.

So können Sie verhindern, dass Stress Ihre Psyche angreift:
- Ziehen Sie sich nicht zurück, sondern verbringen Sie Zeit mit Freunden und Familie.
- Finden Sie einen guten Weg, um Dampf abzulassen. Fressen Sie nicht alles in sich hinein.

- Essen Sie regelmäßig und gesund und versuchen Sie, ausreichend zu schlafen.
- Reduzieren Sie Koffein, Alkohol, Marihuana und andere Drogen.
- Versuchen Sie, jeden Tag Sport zu machen, das verbessert Ihr Wohlbefinden.
- Finden Sie heraus, was wichtig ist und Priorität hat. Lernen Sie, auch mal Nein zu sagen.

Treibstoff der Männlichkeit

Dass Männer in Stresssituationen anders als Frauen reagieren und dadurch eher untypische Anzeichen einer Depression zeigen (siehe auch Kapitel 1 »Die ›neue‹ Männerkrankheit«), hat seine Ursache einerseits im erlernten Rollenverhalten. Andererseits sind diese Reaktionen bedingt durch ein grundsätzlich höheres Aggressionspotenzial und das männliche Hormon Testosteron. Dessen Spiegel steigt besonders dann, wenn Männer ihre Macht und Dominanz bedroht fühlen.

Wenn Männer grundlos ausrasten

Die Kinder wegen Nichtigkeiten anbrüllen, mit dem Hammer auf die Wand eindreschen, weil der Nagel nicht halten will – wenn Männer übermäßig aggressiv sind, kann das auch Ausdruck einer Depression sein. Zumindest weisen Untersuchungen darauf hin, dass überzogene Wutanfälle ein typisches Symptom bei depressiven Männern sind. Skispringer Sven Hannawald erkannte sich in Krisenzeiten nicht wieder. Im Interview mit *SpiegelTV* erzählte er, in dieser Zeit mit einer irre niedrigen Reizschwelle gelebt zu haben. Es habe immer wieder Momente gegeben, in denen er ausgeflippt sei und sich wenig später gefragt habe, was mit ihm los sei.

> *»Ich konnte nicht mehr. Jeder, der mich*
> *angesprochen hat, kriegte eins drüber,*
> *jeder hat genervt.«*
>
> Matthias Schweighöfer, 31 Jahre,
> Schauspieler

Das Gesicht hochrot, Schweißperlen auf der Stirn, der Puls rast, und die Atmung geht schwer, dazu Zittern und Schwindel. Frust und Anspannung entladen sich oft mit Gebrüll und Geschrei, mitunter auch durch Handgreiflichkeiten – und das innerhalb weniger Sekunden. Übrig bleiben am Ende Scham- und Schuldgefühle. Denn typischerweise ist die Reaktion auf die Situation völlig unangemessen. Im Nachhinein tut den Männern ihr Ausbruch leid. Oft sind sie von sich selbst entsetzt und stehen dem Wutausbruch hilflos gegenüber.

Das Problem: Männer hauen auf den Tisch, das war schon früher so. Und das ist auch heute noch durchaus üblich. Kein Wunder, dass wir aggressive Ausbrüche, die eigentlich krankhaft sind, nicht wirklich bemerken. Selbst für den Arzt ist es schwierig, Wutausbrüchen, Feindseligkeit und Aggressivität auf die Spur zu kommen, werden sie doch durch die gängigen Diagnosekriterien nur am Rande erfasst.

Hier sollte der Therapeut am besten ganz konkret nachfragen: Wie reagieren Sie auf den Ungehorsam des pubertierenden Sohnes, wie wütend werden Sie, wenn die kleine Tochter eine Tasse umschmeißt oder Ihre Ehefrau den Lieblingspullover zu heiß gewaschen hat? Weil die Männer selbst ihren Ärger oft verharmlosen oder gar verdrängen, lohnt es sich durchaus, auch einmal bei der Familie nachzufragen. Der übermäßige Frust kommt übrigens nicht von ungefähr: Genau wie die Depression werden Wutanfälle von einem Hormonchaos im Gehirn verursacht, bei dem mangelndes Serotonin eine zentrale Rolle spielt. Bei Männern, die ver-

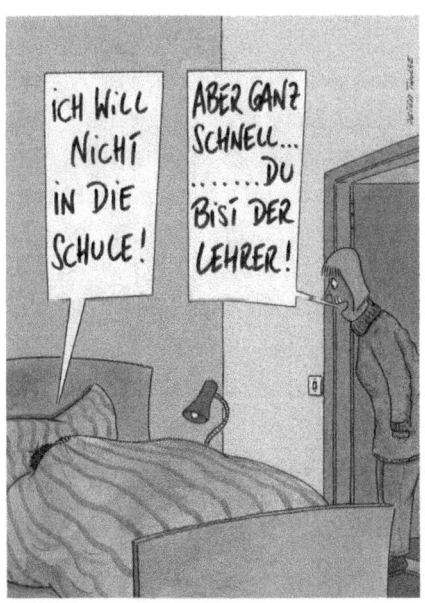

mehrt zu Wutanfällen neigen, wird man also versuchen, diese durch Antidepressiva (siehe Kapitel 6 »Wege aus der Finsternis«) zu regulieren.

Hormonmangel lähmt das Gemüt

Auf der einen Seite sorgt das Testosteron des Mannes im Sinne einer Depression für männertypische Symptome wie Aggressivität, Wutanfälle und ein gesteigertes Risikoverhalten. Auf der anderen Seite ist die Wissenschaft sich darüber einig, dass das vermehrte Auftreten von Depressionen und ein erniedrigter Testosteronspiegel bei Männern eng zusammenhängen. Zumindest zeigen verschiedene Studien, dass Männer mit einem reduzierten Testosteronspiegel häufiger zu Depressionen neigen als Männer mit normalen Testosteronwerten. Die Forschung geht davon aus, dass das Testosteron die Werte entscheidender Botenstoffe im Gehirn wie Serotonin, Adrenalin und Noradrenalin beeinflusst.

Sind diese erniedrigt, so die These, könnten Depressionen eher auftreten. Bei vermindertem Testosteronspiegel wird der Arzt den Patienten also zunächst mit Testosteron behandeln. In Untersuchungen verbesserten sich bei Männern mit einem krankhaft erniedrigten Hormonspiegel so jedenfalls die Werte für »positive Stimmung« (Dynamik, Geselligkeit, Lebenselan und Wohlbefinden). Müdigkeit, Wut, Reizbarkeit, Traurigkeit und Nervosität nahmen ab.

Im vierten Lebensjahrzehnt sinkt bei jedem Mann auf natürliche Weise der Testosteronspiegel, jährlich um etwa ein bis zwei Prozent. Der langsame Hormonabfall ist keineswegs vergleichbar mit dem Östrogensturz bei Frauen in der Menopause, der nachweislich ein häufiger Auslöser für Depressionen ist. Nur bei wenigen Männern sinkt das verminderte Hormon tatsächlich auf krankhafte Werte. Zu niedrige Werte können durch die Einnahme bestimmter Medikamente (Glukokortikoide), bei einer Schädigung des Hodens (Verletzung, Entzündung, Tumoren) oder speziellen Erkrankungen auftreten (Morbus Addison, Klinefelter-Syndrom). Auffälligkeiten, die im Zusammenhang mit einer Depression auf einen Hormonabfall hinweisen können, sind übermäßiger Alkoholkonsum, Stress und eine starke Gewichtsabnahme.

»Ich kann es schaffen« II

»Nach und nach erfuhr ich im Gespräch mit den Therapeuten und Mitpatienten, dass ich depressiv bin. Ich habe lange gebraucht, um zu begreifen, was das bedeutet. Die Depression ist wohl durch die Summe der vielen Belastungen entstanden; sie hat sich irgendwie schleichend entwickelt. Ich habe versucht, zu funktionieren und leistungsfähig zu bleiben. Kam etwas hinzu, habe ich mir das auch noch aufgeladen – obwohl ich schon am Rand meiner Kräfte war. Zeit zum Nachdenken, zur Erholung gab es nicht. Aber mir ist es auch gar nicht in den Sinn gekommen, dass mit mir etwas nicht stimmen könnte, dass ich Hilfe brauche.
Dreizehn Wochen war ich im Krankenhaus, als ambulanter Patient in einer Tagesklinik. Einzel- und Gruppensitzungen, Akupunktur

und Maltherapie, Unterstützung beim Ordnen meiner Finanzen. Ich bin ausgestiegen aus dem ganzen Wahnsinn, habe ein eigenes kleines Geschäft eröffnet, einen Lebensmittelladen. Meine Frau und ich finden langsam wieder zusammen. Mit meinen Kindern verbringe ich bewusst mehr Zeit und genieße das auch. Dabei fühle ich mich allerdings schnell überfordert. Es ist eben alles noch sehr zerbrechlich, sehr fragil.

Ich bin dünnhäutig, denke viel über die Geschehnisse der letzten Jahre nach. Stelle mich und mein Tun in Frage. Durch meine Erkrankung ist mein Lebenskonzept durcheinandergerüttelt worden. Meine Werte, für die ich in den vergangenen Jahren so viel Energie aufgewendet habe, sind null und nichtig geworden. Ich muss mich von vielem verabschieden, mich neu orientieren. Das geht nur peu à peu, und ist ein schmerzlicher Prozess.

Ich weiß, dass ich jederzeit in die Klinik zurückkehren kann, das gibt mir Sicherheit. Um die Weihnachtszeit habe ich das Angebot der Therapeuten angenommen, war noch mal für einige Wochen da. In kleinen Schritten geht es bergauf. Die ambulante Psychotherapie tut mir gut. Wenn ich so richtig schlecht drauf bin, ist ein Termin pro Woche allerdings zu wenig. Deshalb gehe ich jetzt auch noch zu einer Selbsthilfegruppe.

Wenn ich zu sehr ins Grübeln komme, dann laufe ich. Wiederentdeckt habe ich das Laufen in der Klinik. Die Therapeuten sagten mir, ich soll mal meine Sportsachen mitbringen. Am Anfang konnte ich mir gar nicht vorstellen, jemals wieder nur einen Kilometer am Stück zu joggen. Aber es geht. Jeden Tag ein bisschen besser. Und es hilft mir abzuschalten. Genau so, wie wenn ich in unserem Laden stehe. Dann spüre ich manchmal das Leben wieder. Und merke, ich kann es schaffen.«

4 Wenn Väter und Söhne leiden

»Männer haben's schwer,
nehmen's leicht,
außen hart und
innen ganz weich,
werden als Kind schon
auf Mann geeicht.«

Herbert Grönemeyer, »Männer«

»Plötzlich war ihm alles zu viel« I

»Mein Mann Ben und ich sind seit sechs Jahren ein Paar. Waren, sollte ich wohl besser sagen. Unsere Tochter Laura wurde vor sieben Monaten geboren, sie ist ein Wunschkind. Als Laura etwa zehn Wochen alt war, hatte ich mit einem Mal so ein ungutes Gefühl – als ob sich plötzlich ein feiner Riss durch unsere Familie zog. Ben schien so abwesend, freute sich kaum über unsere Tochter und fing an, mir auszuweichen. Ich fragte ihn, ob mit ihm alles in Ordnung sei und was er habe, aber er blockte total. Nächtelang saß er vorm Computer und surfte im Netz.

Irgendwann, als ich mal wieder bohrte, begann er zu reden: Nichts sei okay, er wisse gar nicht, ob er das alles hier, ob er diese Familie überhaupt noch wolle. Ich war wie vor den Kopf gestoßen und fing an zu weinen. Ich hatte nur noch den Gedanken im Kopf, jetzt ist alles vorbei, jetzt macht sich unser kleines Glück aus dem Staub, ohne dass ich etwas tun kann. Ich wurde wütend, schrie ihn an, dass wir uns Laura doch beide so gewünscht hätten. Ich durchlebte ein totales Gefühlschaos. Ich zog mich zurück, weil ich hoffte, dass Ben wenigstens dann zur Vernunft käme. Aber nichts, die nächsten Tage redeten wir kaum das Notwendigste.

Einmal brachte Ben unser Baby ins Bett, und danach klappte er weinend zusammen. Sprach erneut davon, dass er nicht klarkomme mit der neuen Situation. Unsere Beziehung kam immer mehr ins Schlingern. Dabei hatten wir uns doch so auf das Baby gefreut, hatten gemeinsam entschieden, wann ein guter Zeitpunkt dafür sei. Nun war unser Kind da, und Ben konnte sich überhaupt nicht freuen. Er ließ keine Nähe mehr zu, auch wenn wir noch gelegentlich miteinander schliefen: kein morgendlicher

Abschiedskuss, keine Umarmung, kein liebevolles Wort. Plötzlich war ihm alles zu viel.

Und nicht nur seine Stimmung war mies, er war auch körperlich nicht gut drauf. Nachts wälzte er sich schlaflos im Bett umher. Oft schwitzte er so stark, dass er noch in der Nacht das Bett neu bezog. Er schob alles auf eine Erkältung. Für mich war allerdings klar, dass er den wahren Grund für sein körperliches Tief wohl verdrängte – was der auch immer sein mochte.

Ben ging immer öfter in die Kneipe, sagte mir nicht, wo er war, kam spät nach Hause. Auf meine Frage hin, warum er mich nicht anrufe oder wenigstens Bescheid gebe, beschimpfte er mich: Ich sei verrückt, panisch, das habe er doch noch nie, aus der Kneipe angerufen. Bald stritten wir uns nur noch. Irgendwann war alles meine Schuld, ich hätte ihn zu der Schwangerschaft überredet, er sei sich von Anfang an unsicher gewesen, ob dieses Kind gut für uns sei. Ich war traurig, fühlte mich abgelehnt, sorgte mich um unsere Tochter, weil ihr Vater sich entzog. Zwischendurch riss ich mich immer wieder zusammen. Redete mir ein, dass er es nicht so meint, versuchte, seine Worte an mir abprallen zu lassen. Aber seine Wutausbrüche, sein Frust und seine Reizbarkeit ängstigten mich. Auffällig war außerdem, dass er all die hässlichen Dinge, die er mir bei seinen Wutausbrüchen an den Kopf warf, im nächsten Moment vergessen hatte.

Nach drei Monaten zog Ben aus, sagte, es sei alles vorbei. Fünf Wochen später war er wieder da. Doch ich merkte schnell: Viel verändert hatte sich nicht. Er machte weiter sein Ding, Laura und ich waren ihm offenbar egal. Ich konnte ihn ja auch nicht dazu zwingen, unser Leben gut zu finden. Ich bat ihn, mit mir zu einer Familienberatungsstelle zu kommen. Er tat es komplett ab, das *spiele sich doch alles nur in meinem Kopf ab. Lag es also vielleicht doch an mir? Erwartete ich zu viel? Musste ich geduldiger sein? Ich fühlte mich schrecklich allein, hatte keine Unterstützung, sehnte mich nach meinen Eltern. Doch die leben sechs Autostunden von uns entfernt.*

Keine drei Wochen später haute Ben wieder ab, nun aber war sein Auszug endgültig. Bis heute ist das der Stand der Dinge: Er ist weg. Ohne einen Grund genannt zu haben, ohne rechtliche Konsequenzen zu ziehen. Er hat weder die Scheidung eingereicht noch das Haus zum Verkauf an einen Makler übergeben. Ab und zu kommt er vorbei, um Laura zu sehen. Doch ich weiß nie, wann, ganz plötzlich steht er dann vor der Tür. Er ist offenbar völlig durcheinander und weiß überhaupt nicht, was er will. Einerseits grenzt er sich ab, andererseits will er Nähe zu Laura aufbauen. Wenn ich ihn nur in Ruhe ließe, dann würde das schon gelingen, und dann würde sich auch zeigen, wie es mit uns weitergehe, glaubt er. Ich habe ihn gebeten, sich beim Arzt durchchecken zu lassen. Doch das lehnt er ab, er sei kerngesund und brauche keinen Doktor. Ich bin mir aber sicher: Er hat ein handfestes Problem.«

Babyblues bei Vätern

Erinnern Sie sich noch daran, als Sie Ihr Baby das erste Mal gesehen haben? Mit wie viel Stolz und Freude es Sie damals erfüllte, das winzige Lebewesen in den Armen zu halten? Das erste Lächeln, ein Glucksen, undeutliches Gebrabbel, das doch Entzücken auslöste. Es ist ein großes Glück, ein Kind beim Aufwachsen zu begleiten, es zu beschützen und auf das spätere Leben vorzubereiten. Die meisten Eltern erfüllt die Erinnerung daran mit so viel Wärme und dem Gefühl, noch nie etwas Vergleichbares erlebt zu haben. Kinder zu lieben, bedeutet, ohne Vorbehalte zu lieben, immer wieder die Hand zu reichen, ohne diese zu sehr festzuhalten – ein Leben lang.

Doch nicht alle Väter können das Elterndasein so genießen. »Mit der Geburt eines Kindes verdichten sich Freude und Ängste wie zu kaum einem anderen lebensgeschichtlichen Zeitpunkt«, weiß der Frankfurter Psychoanalytiker Hans-Geert Metzger aus dem Umgang mit Klienten. »Diese paradoxen Gefühle lassen sich nur schwer gleichzeitig ertragen.« Neben der Freude über das Kind erleben viele junge Väter in den Tagen, Wochen und Monaten nach der Geburt ein überwältigendes Gefühl der Hilflosigkeit. Die Partnerin lebt in einem Zustand der Glückseligkeit, den die Männer weder erspüren noch erleben und noch viel weniger verstehen können. Das unbestimmte Gefühl des Ausgeschlossenseins, des Nichtteilhabens nagt am männlichen Selbstbewusstsein.

Nicht selten stellt so die Geburt eines Kindes als krisenhafte Situation das ganze bisherige Leben in Frage. Warum habe ich mich auf die Vaterschaft eingelassen? Ist das wirklich die richtige Frau an meiner Seite? Weshalb bin ich in die väterliche Kanzlei eingestiegen, obwohl ich Schreiner werden wollte? Zu glauben, bisher nur falsche Entscheidungen getroffen zu haben, löst unangenehme Gefühle aus: Scham, Angst und Trauer. Wenn Schuld und Scham übermächtig werden, ist die seelische Krise nicht weit.

Neben kurzen psychischen Tiefs können die Väter auch

echte Depressionen entwickeln. Eine amerikanische Studie aus dem Jahr 2010 zeigt, dass gerade werdende und junge Väter überdurchschnittlich oft depressiv erkranken: Der Auswertung zufolge leidet etwa jeder zehnte Mann darunter. Damit sind junge Väter anderthalb mal so oft betroffen wie alle anderen Männer, fanden die Kinderärzte James Paulson und Sharnail Bazemore von der Eastern Virginia Medical School in Norfolk heraus. Für ihre Untersuchung hatten die beiden Amerikaner die Daten von 43 Studien mit 28 000 Männern ausgewertet. Besonders groß sei die Gefahr zu erkranken, wenn die Kinder zwischen drei und sechs Monaten alt sind.

Offenbar rüttelt die neue Familienkonstellation heftiger an der Psyche der Männer, als man lange annahm. Kein Wunder, denn die jungen Väter sind plötzlich Stressfaktoren ausgesetzt, von deren Existenz sie bislang noch nicht einmal etwas geahnt haben: Kann ich dem Kind ein guter Vater sein? Was passiert mit meinen eigenen Wünschen und Plänen? Und wie führe ich mit der Mutter weiterhin eine gute und gleichberechtigte Partnerschaft?

Immerhin verstehen sich viele Männer als Beschützer ihrer Frau – doch plötzlich beschützt die Frau das Kind. Sie sehen sich als Ernährer der Familie – nun gibt es mit einem Mal Elterngeld. Sie waren Liebhaber – jetzt liegt das Baby im Ehebett und verhindert lustvolle Intimität. »Die Männer von heute befinden sich in einer Identitätskrise«, sagt Metzger. »Sie haben den Verlust ihrer angestammten männlichen Rolle noch nicht verarbeitet, aber auch noch keinen neuen Platz gefunden.« Sich das bewusst zu machen, kann für das Ego des Mannes traumatisch sein. Er verliert seine eigentliche Bestimmung, fühlt sich aus der Partnerschaft ausgeschlossen und muss seinen Platz in der neuen Familie erst nach und nach finden.

Dabei wird nicht nur seine Rolle in der Beziehung hinterfragt, auch alle anderen Lebensbereiche verändern sich: Statt Party machen und mit Freunden abhängen, stehen plötzlich Windeln, Füttern und das nächtelange Umhertragen eines schreienden Bündels auf dem Programm. Statt spontaner Last-Minute-Urlaube wird die kommende Auszeit monatelang im Voraus an der dänischen Ostsee geplant – gemeinsam mit den Schwiegereltern, die man in den acht Jahren Beziehung davor höchstens fünf Mal gesehen hat. Die lebenslange Freiheit, die viele Männer glaubten zu haben, droht plötzlich zu schwinden.

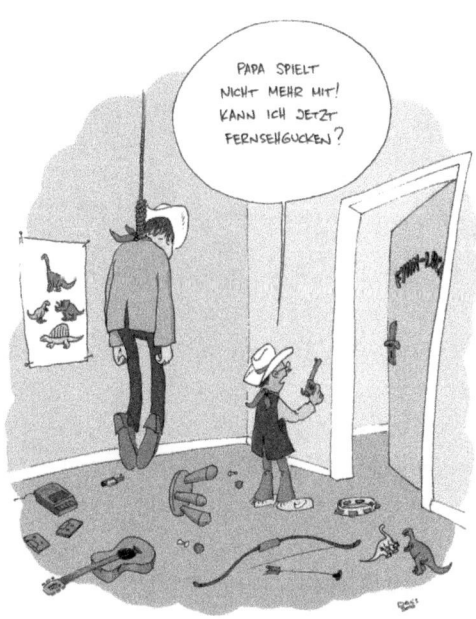

Die Vorahnung, was da auf sie zukommt, lässt eine ganze Reihe von Männern auf Kinder verzichten. »Hinter der Angst vor einer Vaterschaft vermute ich eine Unsterblichkeitsfantasie. Es ist der Versuch, sich der Generationenfolge zu verweigern«, sagt Metzger. Stattdessen steht der Wunsch im Vordergrund, eigene Bedürfnisse auszuleben und sich nicht von der nächsten Generation einschränken zu lassen. Die Entscheidung zur Vaterschaft bedeutet letztlich den Abschied aus der Position des Kindes. Die »Jugend« neigt sich dem Ende zu, die eigene Vergänglichkeit rückt schmerzlich ins Bewusstsein. »Der Mann merkt, dass er nicht mehr endlos Zeit hat. Er kann nicht mehr alle Entscheidungen hinausschieben«, sagt Metzger. Beruflich den Neuanfang wagen? Ein ungünstiger Zeitpunkt. Ein halbes Jahr um die Welt reisen? Mit Windeln und Fläschchen im Gepäck eher unbequem. Sich endlich verwirklichen? Zu spät.

»Ich bin 35, habe einen Sohn und bin seit drei Jahren verheiratet. Unser Sohn ist ein halbes Jahr alt, gesund und ein genügsames Kerlchen. Meine Frau liebt mich. Ich habe einen guten Job. Wir haben keine finanziellen Sorgen. Eigentlich müsste ich glücklich sein und es genießen, Papa zu sein. Ich kann es aber nicht. Wenn der Kleine schreit, bin ich gleich auf 180 und habe Mühe, meine Aggressionen zu verbergen. Alle paar Wochen erwische ich mich dabei, dass ich mit der Faust gegen die Wand schlage. Ich flippe bei Nichtigkeiten aus. Heute habe ich meinen Sohn das erste Mal angeschrien. Warum? Es gab keinen Grund, ich wollte nur meine Ruhe haben. Ich kann mich nicht erinnern, vor meiner Vaterschaft je so aggressiv gewesen zu sein. Ich habe mich nie geprügelt,

war eher der besonnene Typ. Was jetzt abgeht, ist daher völlig neu für mich. Klar, die Geburt des Kleinen und die ersten Tage waren extrem anstrengend. Das Kind kam zwei Wochen später als errechnet, meine Frau lag 36 Stunden in den Wehen. Zuletzt holten die Ärzte den Jungen doch per Kaiserschnitt.

Das Leben hat sich seitdem um 180 Grad gedreht: Vor der Schwangerschaft fuhr ich regelmäßig mit meinem Bus nach Fehmarn zum Kitesurfen. Das habe ich aufgegeben, um mehr bei meiner Familie zu sein. Doch von der fühle ich mich ausgeschlossen. Ich bin eifersüchtig auf den Kleinen, weil er die ganze Aufmerksamkeit meiner Frau bekommt. Meine Frau und ich, wir entfernen uns immer weiter voneinander. Früher haben wir uns häufig gegenseitig massiert. Heute gibt's nur noch Babymassage.« (Claus H., 35 Jahre, IT-Experte)

Nach der Geburt reagiert ein Teil der Männer ganz typisch auf diese neuen, mitunter bedrohlichen Gefühle und Veränderungen: Sie ziehen sich zurück, vor allem aus der Familie und der Partnerschaft. Nicht alle reagieren dabei so heftig wie Ben, der wenige Monate nach der Geburt seiner Tochter Laura seine Familie zwei Mal verlassen hat. Doch hört man sich unter jungen Familien um, berichten viele von der väterlichen Zurückhaltung. Während der Schwangerschaft geloben sie für die Zeit nach der Geburt intensive Nähe und Unterstützung. Ist es dann so weit, scheint alles vergessen. Stattdessen bleibt der junge Vater länger im Büro, geht am Wochenende mit seinen Kumpels angeln oder Ski fahren.

In einer im Jahr 2002 publizierten Umfrage des Bundesfamilienministeriums versprachen vor der Geburt drei von fünf

Männern, nachts aufzustehen, um das Kind zu versorgen. Tatsächlich tat es nur einer von fünf. Fast jeder Vater wollte gemäß Umfrage sein Kind zu Bett bringen, in der Realität übernahm nur jeder zweite das Abendritual. Fast 70 Prozent der werdenden Väter schworen, das Kind zu füttern; im Alltag griff nur jeder vierte Mann zu Löffel und Brei.

Väter engagieren sich Studien zufolge erst dann stärker, wenn ihre Kinder größer sind. Offenbar benötigen sie erst eine gewisse Zeit, um sich mit der neuen Situation abzufinden und ihr etwas abzugewinnen. Die Vorzüge der neuen Männlichkeit, des Vaterseins wollen von ihnen erst nach und nach entdeckt und entwickelt werden.

»Männer, die mit ihrer neuen Rolle hadern, sind oft nicht mit sich im Reinen«, sagt Metzger. Relativ häufig finde man auch einen Konflikt mit dem eigenen Vater. Weil der gar nicht oder nur selten anwesend war. Weil es ihm nicht gelungen ist, dem Sohn seine Liebe zu zeigen. Oder weil er dem Sohn das Gefühl gegeben hat, nie gut genug für die väterliche Zuneigung zu sein – weil er den falschen Beruf, die falschen Freunde, die falsche Frau gewählt hat. »Männer, die das Gefühl haben, den eigenen Vater ewig enttäuscht zu haben, müssen erst lernen zu glauben, dass sie es wert sind, selbst Vater zu sein.«

Was die Seele junger Väter schwächt

Verschiedene Faktoren können eine väterliche Depression begünstigen. Der amerikanische Psychologe Will Courtenay hat in Zusammenarbeit mit dem Center for Men, Young Men and Boys am McLean Hospital der Harvard Medical School Daten von mehr als 4000 Vätern zusammengetragen und die Risiken herausgestellt. Demnach tritt eine Depression im Zusammenhang mit Schwangerschaft und Geburt bei Männern dann häufiger auf, wenn die Schwangerschaft ungeplant war, das Baby gesundheitliche Probleme hat oder viel schreit. Auch Väter, die selbst keine gute Beziehung zu ihren Eltern hatten, erkranken häufiger. Sie hätten in der Folge selbst häufiger Schwierigkeiten, eine emotionale Beziehung zu ihrem Kind aufzubauen, so Courtenay. Ein weiterer bedeutender Risikofaktor ist eine depressive Partnerin.

Schlafmangel und hormonelle Veränderungen tun ihr Übriges dazu. Ja, auch Männer stürzt die Geburt ins Hormonchaos – allerdings ohne die positiven Wirkungen wie bei der Frau. Bei den Männern sinkt das Testosteron, und das Östrogen steigt. Ein niedriger Testosteronspiegel wiederum führt vermehrt zu Depressionen.

»Ich bin Ende 20 und seit fünf Jahren mit meiner Frau verheiratet. Wir haben eine Tochter (3 Jahre) und einen Sohn (2 Monate). Als Luna geboren wurde, machte mich das zu dem glücklichsten Menschen auf Erden. Sie ist meine Prinzessin und der Grund, warum ich jeden Morgen aufstehe. Als meine Frau dann wieder schwanger war, habe ich mich auch gefreut. Aber gleichzeitig war ich auch sehr besorgt, und mir gingen tausend Sachen durch den Kopf. Ich zweifelte an meinem Job, machte mir Sorgen um unsere Finanzen und die Zukunft. Während der letzten Monate der Schwangerschaft fühlte ich mich sehr unwohl. Ich hoffte, mit der Geburt meines Sohnes würde sich das ändern. Und ja, er ist toll,

Risikofaktoren für eine Depression bei jungen Vätern

- Schlafmangel,
- hormonelle Veränderungen,
- eine zurückliegende Depression,
- Probleme in der Partnerschaft,
- Probleme in der Beziehung mit einem oder beiden Elternteilen,
- großer Stress (Angst, Panik) in Erwartung der Vaterschaft,
- eine nicht klassische Familiensituation, selbst empfundenes Abweichen von den Normen (unverheiratet, Stiefvaterschaft),
- das Gefühl, von Mutter und Baby ausgeschlossen zu werden,
- schlechte soziale Beziehungen,
- mangelnde Unterstützung der Umwelt,
- ökonomische Probleme.

genau die richtige Mischung aus meiner Frau und mir. Seitdem ist alles aber noch viel schlimmer. Ich kann mich nicht so richtig über ihn freuen, das ganze Getue von meiner Frau und der Verwandtschaft geht mir mächtig auf die Nerven. Dabei sehne ich mich so sehr nach diesem innigen Gefühl, das ich bei meiner Tochter hatte. Ich kann das Leben nicht mehr so leichtnehmen wie früher, fühle mich niedergeschlagen, schlafe schlecht, bin reizbar, kurz angebunden und ungeduldig mit meinen Kindern und meiner Frau. Wenn ich auf der Arbeit bin, möchte ich zu meiner Familie. Bin ich zu Hause, sehne ich mich nach meinem Büro. Und stän-

dig habe ich das Gefühl, mich zu wenig um meinen Sohn zu kümmern. Ich glaube, ich werde niemandem mehr gerecht: meiner Frau nicht, den Kindern nicht und auch der Job geht mir nicht mehr leicht von der Hand.« (Sören S., 28 Jahre, kaufmännischer Angestellter)

Raus aus dem Teufelskreis

Stimmungstiefs bei Vätern sind ernst zu nehmen. Ohne Behandlung kann ihre Erkrankung ernsthafte Folgen für sie, ihre Kinder und ihre Familie haben. Bislang existieren in Deutschland keine speziellen Betreuungsangebote für depressive Väter. Doch zumindest in den Kliniken, die sich um Frauen mit einer Wochenbettdepression kümmern, kennen die Experten das Problem und beziehen daher die ganze Familie in die Therapieangebote ein. Zur Unterstützung ist die Einnahme von Medikamenten möglich; den meisten Männern können die Ärzte jedoch schon mit einer Gesprächstherapie helfen. Dennoch bleiben Depressionen bei Vätern nach wie vor zu häufig unerkannt und unbehandelt.

Die väterliche Krise lässt sich nicht immer verhindern, aber man kann ihr vorbeugen:

- Kümmern Sie sich um Unterstützung in den ersten Wochen nach der Geburt. Überlegen Sie vorher gut, ob Ihnen die Schwiegermutter oder Ihre Schwester im Haus lieber ist. Zusätzlichen Streit können Sie jetzt nicht gebrauchen.

- Versuchen Sie, so viel wie möglich zu schlafen. Schlafmangel kann Traurigkeit, Überforderungsgefühle und Ängste verstärken. Sprechen Sie mit Ihrer Partnerin ab, wer sich wann ausruht. Mitunter lassen sich die ersten Wochen nur im Etappenschlaf überstehen.
- Haben Sie schon einmal depressive Episoden erlebt? Sprechen Sie mit Ihrem Arzt über Behandlungsmöglichkeiten vor und nach der Geburt.
- Falls es Unstimmigkeiten in Ihrer Beziehung gibt, sollten Sie unbedingt vor der Geburt zu gemeinsamen Beratungsgesprächen gehen.
- Schließen Sie sich einer Väter-Gruppe an. Die anwesenden Väter werden Ihnen helfen, Ihre Sorgen und Ängste zu bewältigen, die mit der Vaterrolle auf Sie einstürmen. Vor allem merken Sie, dass Sie nicht der Einzige sind, bei dem die Vaterschaft zu vielen Fragen führt.

Nicht jeder Rückzug nach der Geburt, nicht jedes Stimmungstief nach der Geburt eines Kindes ist gleichbedeutend mit einer Depression. Doch diese Möglichkeit in Betracht zu ziehen, heißt, den Auswirkungen auf die Kinder vorzubeugen.

»Plötzlich war ihm alles zu viel« II

»Irgendwann war Schluss, ich hielt es einfach nicht mehr aus. Ich brach bei meiner Frauenärztin zusammen und erzählte ihr all das, was mich bedrückte. Sie war die Erste, die eine depressive Epi-

sode als mögliche Diagnose bei meinem Mann ins Spiel brachte. Ich wollte das erst nicht glauben. Doch dann recherchierte ich im Internet, fand in einschlägigen Foren ähnliche Geschichten von Frauen. Geschichten von aggressiven Männern oder solchen, die sich trennten, die ihr Kind nicht liebten und ihre Ehefrauen beschimpften. Endlich wusste ich, was mit meinem Mann los war! Ich weinte vor Erleichterung. Auch wenn meine Probleme nicht gelöst waren: Seine Beschwerden hatten einen Namen, und es gab sogar die Hoffnung auf Behandlung und damit Besserung!

An der Uniklinik Jena traf ich mich dann ein paar Mal mit einem Psychologen, der sich mit der Wochenbettdepression bei Frauen auskennt. Er erklärte mir, dass mein Mann gerade einen sehr schmerzhaften, aber nicht ungewöhnlichen Prozess durchmachte. Dass er einem natürlichen Impuls folgte, wenn er weglief. Mir riet er, trotz aller Verletzungen für Ben da zu sein. Und innerlich so stark zu werden, dass ich gleichzeitig meine Tochter schützen kann. Die Vorstellung, dass sie durch die Erkrankung ihres Vaters leidet, gibt mir die Kraft dazu.

Der Psychologe riet mir dazu, meinen Mann doch zu einer Familienberatung zu bewegen. Er bot sogar an, mit meinem Mann zu sprechen. Helfen könne er ihm aber erst, wenn Ben sich darüber im Klaren sei, dass er krank sei. Ein wichtiger Schritt dahin ist offenbar der Kontakt zu Vätern, denen es ähnlich ergangen ist. Dass Ben das Gesprächsangebot annimmt, das kann ich mir beim besten Willen nicht vorstellen. Ich weiß aber, dass das unsere einzige Chance als Familie ist. Ich wünsche mir so sehr, dass alles wieder gut wird. Hoffen und Wünschen ist ja erlaubt, oder?«

Angst vor der Ankunft

Claudia und Matthias wollten wenige Wochen vor der Geburt ihres ersten Kindes nur noch schnell Wickeltisch und Kinderbettchen kaufen. Doch für den Vater in spe wurde der kurze Besuch in der Kinderwohnwelt zum Albtraum: Matthias rang mühsam nach Luft, ihm wurde übel, dann knickten ihm die Beine weg. Der Notarzt fand keine organische Ursache, ihm blieb nichts anderes übrig, als den werdenden Vater zu beruhigen.

Fast jeder vierte zukünftige Vater zeigt während der Schwangerschaft seiner Partnerin Anzeichen für das sogenannte Couvade-Syndrom – körperliche Unpässlichkeiten, die denen schwangerer Frauen ähneln: Übelkeit und Verstopfung, ein paar Pfunde mehr und Sodbrennen gesellen sich zu seelischen Kümmernissen. Die Anzeichen treten meist um den dritten Schwangerschaftsmonat der Partnerin erstmalig auf. Die einzige Heilung für das Couvade-Syndrom: die Geburt.

Experten zufolge helfen diese äußerlichen Symptome dem »schwangeren Mann«, sich auf seine Vaterrolle vorzubereiten – und sich mit den daraus entstehenden Konflikten auseinanderzusetzen. Denn viele Männer beschleicht beim Gedanken daran, in ein paar Monaten eine ganz neue Laufbahn einzuschlagen, ein flaues Gefühl. Bereits 1865 beschrieb der Evolutionist Edward Tylor das Couvade-Syndrom. Pate für den Begriff stand das französische Verb »couver«, was so viel heißt wie »brüten«. In den Kulturkreisen verschiedener Naturvölker bereiteten sich die werdenden Väter durch eine

»rituelle Couvade« auf die neue Lebenssituation vor. Sie übten beispielsweise Verzicht, indem sie fasteten, dem Tanz, der Musik und dem außerehelichem Sex entsagten und mitunter sogar aufhörten zu arbeiten.

Für die Männer von heute ist es kaum möglich, ihren Gefühlen so einfach Luft zu machen. Nicht selten führt der innere Konflikt dazu, dass Männer mehr essen und so bald auch einen Babybauch entwickeln. Während Frauen in der Schwangerschaft zehn bis 15 Kilo zunehmen, sind es bei den Männern immerhin vier, fand die Bremer Diplompsychologin Ulrike Hauffe heraus, indem sie die 150 Teilnehmer zu Beginn und am Ende des Geburtsvorbereitungskurses wog. Zunehmend fordern schwangere Frauen von ihren Männern, am Geburtsvorbereitungskurs teilzunehmen und im Kaufhaus Kindermöbel und Babywäsche auszusuchen. Kumpels treffen, zum Fußball gehen und Überstunden abfeiern sind dann weniger gern gesehen, angesagt sind dafür Nestbau und Nähe.

Die körperlichen Beschwerden machen es dem einen oder anderen Betroffenen leichter, während der neun Monate auf Kneipe und Fußball zu verzichten. Genau wie bei den Urvölkern könnte dieser Verzicht demonstrieren, dass die Väter in spe wirklich bereit sind, sich um den Nachwuchs zu kümmern. Die vermehrte körperliche Nähe zur schwangeren Partnerin bringt die Hormone der werdenden Väter in Wallung. Neben Cortisol und Oxytocin steigt kurz vor der Geburt auch der männliche Prolaktin-Spiegel, wenngleich er deutlich niedriger bleibt als bei den Frauen. Während Oxytocin als Kuschel- oder Treuehormon gilt, fördert das Prolaktin das sogenannte Brutpflegeverhalten, also die Fürsorge und Pflege des Kindes.

Psychologen stellen die Diagnose »Couvade-Syndrom«, wenn der werdende Vater über mindestens zwei körperliche oder psychische Symptome klagt. Dass körperliche Anzeichen wie Brechreiz und Verstopfung oder Zahn- und Kopfweh eigentlich den Konflikt mit der zukünftigen Vaterrolle kaschieren, bleibt den meisten Männern jedoch verborgen. Das Magendrücken und die paar Kilogramm mehr auf den Rippen sind zwar unangenehm, aber nicht wirklich besorgniserregend. Und Herzrasen und Sodbrennen lassen sich ihrer Ansicht nach ohnehin am besten medikamentös therapieren.

Werden die verschiedenen Beschwerden jedoch zur Dauerbelastung, empfehlen Experten eine Psychotherapie. Bei Matthias hat genau das geholfen: Anders als die meisten seiner Leidensgenossen hat er sich einen Therapeuten gesucht und konnte die quälenden Fragen zur künftigen Vaterschaft ansprechen. Mit der Geburt seiner Tochter ging es dem jungen Vater schlagartig besser. Seine Frau und er freuen sich mittlerweile auf ihr zweites Kind.

Was ist was?

Couvade

Das Couvade-Syndrom umfasst körperliche Unpässlichkeiten bei Männern, die denen schwangerer Frauen ähneln. Übelkeit, Verstopfung, Gewichtszunahme, Sodbrennen, Kopf- oder Zahnschmerzen gesellen sich zu seelischen Sorgen wie depressives Unbehagen, diffuse Ängste bis hin zu Panikattacken.

Babyblues

Der Babyblues ist eine ganz gesunde Sache, selbst bei Männern. Das psychische Tief in den ersten Wochen nach der Geburt dauert nur wenige Stunden bis Tage an. Typische Anzeichen sind Müdigkeit und Erschöpfung, Ruhelosigkeit und Appetitmangel, Stimmungsschwankungen und Reizbarkeit.

Väterliche Depression nach der Geburt

Die väterliche Depression (paternal postpartal depression, PPD) entwickelt sich schleichend nach der Geburt des Kindes und innerhalb seines ersten Lebensjahres. Es gibt unterschiedlich schwere Ausprägungen von Anpassungsstörungen bis hin zu schweren Formen mit Suizidgedanken.

Postpartale Psychose

Eine Psychose bei Männern im Zusammenhang mit einer Schwangerschaft ist selten. Sie kann die Folge einer Depression sein oder unabhängig davon auftreten. Anzeichen wie starke Unruhe, Antriebs- und Teilnahmslosigkeit, extreme Angstzustände, Wahnvorstellungen und Halluzinationen kennzeichnen diese schwerste Form der psychischen Krisen um Geburt und Schwangerschaft.

Die verlassenen Kinder

Nicht nur Sie und Ihre Partnerin profitieren davon, wenn Sie sich Ihren Problemen stellen. Auch Ihren Kindern wird es dadurch besser gehen. So konnten Studien zeigen, dass depressive Väter sich weniger mit ihren Kindern beschäftigen, was wiederum das Entstehen einer innigen Vater-Kind-Bindung erschwert. Der Kinderarzt James Paulson von der Eastern Virginia Medical School beobachtete in seinen Untersuchungen beispielsweise, dass depressiv gestimmte Väter mit ihren neun Monate alten Kindern weniger spielten und sangen oder ihnen seltener vorlasen. Der geringere Kontakt insbesondere beim Lesen führte dazu, dass sie als zweijährige Kinder weniger Worte kannten als Gleichaltrige, deren Väter sich regelmäßig mit ihnen beschäftigt hatten.

Aufgrund des väterlichen Tiefs gingen die Kinder in anderen Studien seltener enge soziale Bindungen ein, hatten vermehrt Schwierigkeiten, rechtzeitig die Schulreife zu erlangen, und waren psychisch labiler. Außerdem hatten sie bis ins hohe Erwachsenenalter ein erhöhtes Risiko für Angststörungen, Depressionen und Drogenmissbrauch. Und nicht nur die neugeborenen Kinder selbst, sondern auch die Geschwister litten und wiesen deutliche Verhaltensprobleme auf. Das Ausmaß der Störungen, die die väterliche Depression auslösen kann, ist mit dem Einfluss psychischer Erkrankungen der Mutter vergleichbar.

Paul Ramchandani und sein Team von der Universität Oxford veröffentlichten 2005 und 2008 zwei Untersuchungen, in denen sie die Auswirkungen der väterlichen Stimmungstiefs ausführlich beschrieben: Kinder von Vätern, die in den ersten Monaten nach der Geburt depressiv waren, zeigten mit dreieinhalb Jahren vermehrt Verhaltensauffälligkeiten. Dieser Effekt war bei den kleinen Jungs ausgeprägter und wurde auch dann beobachtet, wenn sich die Depressionen des Vaters inzwischen gebessert hatten. Die typischen emotionalen und sozialen Probleme waren auch in der zweiten Studie noch vorhanden, als die Kinder bereits sieben Jahre alt waren.

Nach dem Grund für die anhaltende Wirkung gefragt, erklärte Studienleiter Ramchandani, dass die Väter von heute einen viel größeren Einfluss auf die Entwicklung ihrer Kinder hätten als früher: Während sich früher fast ausschließlich Mütter um die Nachkommen kümmerten, seien moderne Männer vermehrt dazu aufgefordert, ihre Vaterrolle wahrzunehmen. Zwangsläufig prägt der vermehrte Kontakt zwischen Vater und Nachkommen dessen Persönlichkeit und Psyche.

Durch welchen Mechanismus die Depressionen der Väter in den ersten Lebenswochen und -monaten die Kinder beeinflussen, hat die Wissenschaft noch nicht bis ins Detail verstanden. Sicher weiß man, dass die spätere Kindesentwicklung davon abhängt, wie viel und wie intensiv sich Väter bis zum Lauflernalter um ihre Kinder kümmern.

Möglicherweise zieht sich das Kind durch die fehlende emotionale Zuwendung des traurigen Vaters zurück und entwickelt dadurch die beschriebenen Verhaltensauffälligkeiten. Der kranke Vater spürt dies, fühlt sich schuldig und wird noch depressiver.

Eine wichtige Aufgabe der Therapeuten ist es deshalb, diese Abwärtsspirale zu durchbrechen – und Kind und Vater zu gemeinsamen positiven Erlebnissen zu verhelfen.

Schwermut im Kinderzimmer

Nicht nur ausgelöst durch die Niedergeschlagenheit ihrer Väter, sondern auch aus vielen anderen Gründen können selbst Jungs schon depressiv sein: die Scheidung der Eltern, Probleme in der Familie, eine genetische Veranlagung. Auch die Schule ist ein steter Quell für Belastungen. Mobbing gehört dazu und das Gefühl, ständig überfordert zu sein. »Schulkinder leiden häufig unter dem Leistungsdruck und den überhöhten Erwartungen, die andere oder sie selbst an sich richten«, sagt die Psychologie-Professorin Ulrike Ravens-Sieberer aus Hamburg.

Die BELLA-Studie des Berliner Robert-Koch-Instituts, publiziert im Jahr 2007, hat gezeigt, wie weit verbreitet Melancholie und Traurigkeit unter Deutschlands Jugend sind. Ravens-Sieberer und ihr Team entdeckten bei etwa fünf Prozent der Kinder und Jugendlichen durch intensive Befragungen Anzeichen für eine behandlungsbedürftige Depression. Für die BELLA-Studie hatten die Wissenschaftler 2863 Familien mit Kindern im Alter von 7 bis 17 Jahren zu ihrem seelischen Wohlbefinden befragt. Und auch noch jüngere Kinder zeigten bereits depressive Verstimmungen: Etwa ein Prozent der Vier- bis Sechsjährigen wiesen in einer Untersuchung des Hamburger Universitätsklinikums in einem durchschnittlichen Hamburger Stadtteil entsprechende Anzeichen auf. Diese Zahlen stimmen mit Studien aus den USA überein: Dort waren nahezu ein Prozent der Vorschulkinder, zwei Prozent der Schulkinder und zwischen zwei und neun Prozent der Jugendlichen an Depressionen erkrankt.

Jungs und Mädchen seien über die Jahre betrachtet in etwa gleich häufig betroffen, so Ravens-Sieberer. In einer durchschnittlichen Schulklasse ist also mindestens ein Kind depressiv. Das mag auf den ersten Blick wenig erscheinen; genauer betrachtet ist die Depression unter Erwachsenen jedoch nur anderthalb Mal häufiger. Körperliche Erkrankungen wie Bluthochdruck, Krebs oder Diabetes treten dagegen im Vergleich zu ihren Eltern nur bei einem Bruchteil der Kinder auf.

Die Depressionsfälle unter Kindern und Jugendlichen sind über die Jahre stabil geblieben. Allerdings seien Fachleute, Lehrer und Eltern in den vergangenen Jahren sensibler für das Auftreten psychischer Störungen bei ihren Zöglingen geworden, sagt Ravens-Sieberer, sodass diese auch häufiger behandelt würden. Claus Barkmann, Juniorprofessor für Psychologie an der Uniklinik Hamburg, bestätigte die gleichbleibenden Zahlen in einer 2012 veröffentlichten Arbeit, für die er 33 Studien analysiert hatte. Seit nunmehr 50 Jahren habe durchschnittlich jedes sechste Kind seelische Probleme oder sei verhaltensauffällig.

Die verantwortlichen Psychologen der BELLA-Studie wollten mit ihren Interviews nicht nur herausfinden, wie häufig junge Menschen psychische Probleme haben; sie suchten vor allem nach Risikofaktoren und nach Lebensbedingungen, die vor seelischen Krankheiten schützen können. Häufiger psychisch auffällig waren einerseits Kinder mit einem niedrigen sozioökonomischen Status. Darunter fassen Experten Eigenschaften wie Schulabschluss, das Einkommen und den sozialen Status zusammen. Zu den wichtigsten Risikofaktoren gehörten aber auch Konflikte in der Familie, psychische oder schwere körperliche Erkrankungen eines Elternteils oder Probleme zwischen den Eltern. Kinder und Jugendliche, die mehr als vier dieser Risikofaktoren ausgesetzt waren, zeigten in mehr als der Hälfte der Fälle Hinweise auf seelische Störungen. »Gesunde Kinder wuchsen häufiger in einem positiven Familienklima auf«, erklärt Ravens-Sieberer. In diesen Familien wurde auf die Sorgen und Nöte des Einzelnen eingegangen, jeder hatte das Gefühl, dass ihm zugehört wurde, und die Familie unternahm häufig gemeinsame Dinge. »Die Ergebnisse der BELLA-Studie zeigen uns, wie wichtig es ist, schon sehr früh mit Präventionsmaßnahmen zu beginnen, da bereits sehr junge Kinder psychische Probleme haben«, sagt Ravens-Sieberer.

Erinnern, wann er das letzte Mal so richtig glücklich war, kann sich der 13-jährige Theo nicht. Der Sommerurlaub vor zwei Jahren? Nein, auch während der gemeinsamen Tage mit seinem Vater hatte er immer wieder düstere Gedanken im Kopf. Die Klassenfahrt nach Paris im Frühjahr davor? Vielleicht. Und dazwischen? Die Scheidung seiner Eltern, der Wegzug des Vaters aus München in ein Nest am anderen Ende der Republik. In dieser Zeit muss es gewesen sein, dass sich die trüben Gedanken in seinem Kopf einnisteten. Theo nennt es »das schwarze Gespenst«, das er immer seltener verscheuchen kann. Er hat es so satt, dieses ewige Einerlei aus Aufstehen, Essen, Schule. In den Nächten liegt er oft wach, grübelt, warum in seinem Leben eigentlich alles so schiefläuft. Dass er gern bei seinem Vater wäre. Dass er aber seine Mutter nicht verletzen möchte. Längst trifft er sich nicht mehr mit seinen Freunden. Zu Hause, in seinem Zimmer, da fühlt er sich am wohlsten. Stundenlang liegt er auf dem Bett und starrt an die Decke. Weder die Späße seiner kleinen Schwester noch das lang ersehnte Computerspiel zum Geburtstag können ihn erfreuen. Leben – wozu? Da sein – für wen? Hoffen – worauf? Diese Leere, diese Hoffnungslosigkeit wollen irgendwie nicht aufhören.

Lange Zeit stritten sich die Experten darüber, ob Kinder überhaupt an Depressionen erkranken können. Ein Mensch, so die Fachmeinung, könne doch erst dann verzweifelt sein und sich in Frage stellen, wenn er in der Lage sei, über sein Handeln zu reflektieren. Erschwerend kam hinzu, dass sich über die verschiedenen Altersstufen vom Kleinkindalter bis in die Pubertät keine einheitlichen Kriterien für eine Depression festlegen ließen.

Heute weiß man, dass sich Depressionen bei jüngeren Patienten einfach anders äußern. Vor allem kleinere Kinder können noch gar nicht über ihre Gefühle sprechen; sie äußern ihre traurigen Emotionen eher im veränderten Spiel, sind kontaktscheu oder aggressiv. Depressive Jugendliche dagegen kostet es große Überwindung, über die eigenen Gefühle und Probleme zu sprechen. Sie werden eher auffällig, weil sie sich ritzen, Drogen nehmen oder Alkoholprobleme haben, magersüchtig oder hyperaktiv sind. Das macht es auch so schwer, eine Depression bei den Heranwachsenden zu erkennen – für Eltern, aber auch für Ärzte und Psychologen.

Falls Sie den Verdacht haben, dass Ihr Kind Probleme hat, sollten Sie es genauer beobachten: Hat sich Ihr Sohn tatsächlich so sehr verändert, oder macht er nur eine anstrengende Entwicklungsphase durch? Wachsam sollte man sein, wenn sich Kinder und Jugendliche sehr zurückziehen, sich von familiären Ritualen fernhalten und auch Freunde keinen Zugang mehr haben. Für Sie bedeutet das, auf einem schmalen Grat zu wandeln: Sie wollen nicht übervorsichtig sein, gleichzeitig machen Sie sich große Sorgen um Ihren Nachwuchs. Depressionen sind zwar einigermaßen selten. Entscheiden, ob Ihr Sohn tatsächlich betroffen ist, können jedoch nur Ärzte und Psychologen. Warten Sie bei depressiven Anzeichen nicht länger als zwei Wochen damit, Ihr Kind von einem Spezialisten untersuchen zu lassen. Je früher eine Depression behandelt wird, umso besser. Ist die Krankheit schon chronisch, reichen Informationen und Erlebnisse ohne jeglichen Krankheitswert, um die Depression am Leben zu erhalten.

Jedes Kind ist anders krank

Große, runde Augen, kleine Nase, kleines Kinn, rundliche Wangen und ein großer Kopf – diese Charakteristika vereint das klassische Kindchenschema. Die typischen Proportionen rufen bei uns Erwachsenen unbewusst Beschützerinstinkte wach. Evolutionär hat das seinen Sinn: Nur wenn wir uns um unseren Nachwuchs kümmern, ihn hüten und großziehen, ihn beschützen und pflegen, wird sich unsere Art fortpflanzen. Doch heutzutage gibt es immer mehr Kinder, die vernachlässigt werden, die also nicht das Glück haben, umsorgt aufzuwachsen – mit gravierenden Folgen für die Kinderseele. Verliert ein Kind *im ersten Lebensjahr* seine Bezugsperson, fehlt es ihm an liebevoller Aufmerksamkeit, wird es geschlagen, misshandelt oder missbraucht, kann das auch schon vor dem ersten Geburtstag depressive Symptome bei ihm auslösen. Diese Kinder wirken apathisch und teilnahmslos und entwickeln sich motorisch und geistig nur zögerlich.

Auch Kleinkinder *zwischen einem und drei Jahren* werden traumatisiert, wenn sie ihre Bezugsperson verlieren oder keine oder nur unzureichend Zuwendung, Geborgenheit und Nähe bekommen. Sie lernen später laufen und sprechen als gesunde Kinder, und ihnen fehlt es an feinmotorischem Geschick im Spiel. Sie leiden unter Schlafstörungen mit Albträumen und haben wenig Appetit. Einige sind sehr anhänglich, jammern viel und wollen nicht allein sein. Andere Kinder sind auffällig teilnahmslos. Um der inneren Unruhe, ihrer Ängste und des Drucks Herr zu werden, lutschen einige von ihnen exzessiv am Daumen, schaukeln in ihrem Bettchen oder mitten im Spiel wild vor und zurück oder reißen sich die Haare aus.

Depressive Kinder *im Vorschulalter* sind oft sehr ängstlich, ihre Stimmung schwankt. Teils sind sie sehr introvertiert, ziehen sich zurück und verweigern das Spiel mit anderen Kindern. Dadurch entwickeln sie sich motorisch und geistig auch langsamer als ihre Alterskameraden. Laufrad und Fahrradfahren, Schaukeln oder das Hangeln auf dem Klettergerüst erlernen sie erst verspätet. Gleichzeitig können diese Kinder sehr aggressiv sein. Sie neigen zu Streit und stören das Spiel der anderen. Ess- und Schlafstörungen oder körperliche Beschwerden wie Kopf- oder Bauchschmerzen sind typisch. Einige Kinder fangen wieder an, am Daumen zu lutschen oder einzunässen, nehmen also Gewohnheiten wieder auf, die sie eigentlich längst abgelegt hatten.

Je älter die Kinder werden, umso mehr gleichen ihre Symptome denen der Erwachsenen: Depressive Kinder *zwischen sechs und zwölf Jahren* sind niedergeschlagen, traurig und ängstlich. Sie denken über sich und ihr Leben nach, fühlen sich schuldig und sind sehr selbstkritisch. Die negativen Gedanken kreisen unaufhörlich in ihrem Kopf, sodass sie unkonzentriert und vergesslich sind. Sie haben Schwierigkeiten in der Schule; dadurch ist die Frustspirale vorprogrammiert. Die Kinder können sich nicht mehr für Dinge begeistern, die sie einmal gern getan haben. Depressive Schulkinder neigen außerdem zu Essstörungen, leiden unter Albträumen sowie Ein- und Durchschlafstörungen.

Viele Symptome während der *Pubertät* ähneln denen einer Depression bei Erwachsenen. Die Jugendlichen grübeln, zweifeln an der Welt, sind zynisch und gelangweilt, bleiben in ihrem Zimmer hocken und schließen die Eltern aus ihrer Welt aus. Was sie heute hellauf begeistert, ist am nächsten Tag wieder out. Häufig verschlechtern sich die Schulnoten, und auch die Lehrer berichten, gar nicht mehr ins Gespräch mit ihren einst so vertrauten Schülern zu kommen. Jeder Annäherungsversuch von Eltern und Bezugspersonen wird als nervig und lästig empfunden. Jungs versuchen – ganz wie Männer –, ihre Probleme häufig mit Alkohol und Drogen in den Griff zu bekommen.

Und selbst nach der Pubertät hört die Gefahr für Depressionen nicht auf – im Gegenteil: Mehrere internationale Bevölkerungsstudien konnten zeigen, dass junge Männer *zwischen 14 und 24 Jahren* oft depressive Anzeichen zeigen. Die Sozialwissenschaftlerin Anne Maria Möller-Leimkühler von der Universität München befragte über 1000 junge Männer im Alter von etwa 18 Jahren zu ihrem Wohlbefinden. Einer von fünf berichtete über Symptome, die für eine depressive Verstimmung sprachen. Bei einer parallel durchgeführten Studentenbefragung ergab die Untersuchung von 512 männlichen Studenten ganz ähnliche Zahlen.

Ist die späte Jugend besonders riskant für die psychische Gesundheit? Offenbar. Über die Gründe lässt sich spekulieren: In diesem Lebensabschnitt erleben junge Männer oft einen großen Umbruch, müssen sich zunehmend den gesellschaftlichen Anforderungen stellen, Normen erfüllen und Verantwortung übernehmen. Nicht für alle ist das Erwachsenwerden leicht. Häufig lockern sich in diesem Alter auch einst enge soziale Verbindungen: durch den Auszug aus der elterlichen Wohnung und den Umzug in eine neue Stadt für Studium, Ausbildung oder ersten Job. Neue Kontakte, die in Krisenzeiten stützen, müssen erst noch geknüpft werden.

Interview: »Ein verspielter, großer Junge«

Der Schauspieler Christopher Buchholz (50) hat für seinen emotionalen Dokumentarfilm Horst Buchholz – Mein Papa *viel Aufmerksamkeit bekommen. Für den Streifen begleitete er seinen Vater, die deutsche Schauspiellegende Horst Buchholz, von 2001 bis 2003 immer wieder mit der Kamera. Das Multitalent ist selbst Vater zweier Mädchen, die fünf und ein Jahr alt sind.*

Wenn Sie sich an die Tage und Wochen nach der Geburt Ihrer ersten Tochter erinnern – welche Gefühle kommen da auf?

Glücksgefühle. Es gibt kaum etwas Vergleichbares. Die Liebe zu einem Kind hat etwas Magisches. Sie überkommt dich, allerdings nicht so plötzlich, wie wenn du dich in eine Frau verliebst und kaum essen, trinken oder schlafen kannst. Die Liebe zu einem Kind ist viel feiner und gleichzeitig beständiger. Und an dieser Liebe zweifelst du auch nie.

Können Sie sich noch erinnern, wie Sie sich Ihrer neugeborenen Tochter genähert haben?

Ich hatte nicht viel Zeit zu überlegen; sie kam per Kaiserschnitt zur Welt, plötzlich hielt ich sie im Arm. Und sofort dachte ich, okay, ab jetzt bin ich verantwortlich für dieses kleine Wesen. Diese Gewissheit war ein Schock, aber gleichzeitig hat mich dieses kleine Wunder sehr gerührt und demütig gemacht.

Wie ging es weiter?

Irgendwann kamen auch die schwierigen Momente: Ich war davon angestrengt, dass unsere Tochter schrie, trinken wollte, Bauchschmerzen hatte, nachts nicht durchschlief. Der Alltag mit einem Baby hat wenig mit den ersten Tagen nach der Geburt zu tun, die man noch wie in Trance erlebt. Danach fehlt uns Männern einfach der Hormonschub, der die Frauen durchflutet und der bei ihnen scheinbar unmenschliche Kräfte freisetzt. Es hat eine Weile gedauert, bis ich meinen Platz in dieser neu gegründeten Familie finden konnte – und finden durfte. Schließlich musste ich auch erst mal damit klarkommen, meine Frau mit diesem süßen kleinen Chaoten teilen zu müssen.

Viele Ehen oder Beziehungen zerbrechen in den ersten ein, zwei Jahren nach der Geburt.

Das kann ich nachvollziehen: Einerseits stehen die Männer in den ersten Monaten neben ihrer stillenden Frau und können nichts groß dazu beitragen. Die Mutter hat in diesem Moment einfach die Übermacht. Gleichzeitig verlangt die Frau, dass der Mann doch mit anpacken solle, obwohl sie in Wahrheit niemanden an das Baby heranlässt. Plötzlich dreht sich alles nur noch um dieses Kind, aber das Leben draußen geht einfach weiter! Ich habe meine Frau von einer völlig neuen Seite kennengelernt, und damit habe ich mich zum Teil sehr schwergetan. Wir haben in der Zeit viel miteinander geredet und viel gestritten. Als unsere Tochter etwas größer war, ist dann alles entspannter geworden. Bei unserer zweiten Tochter lief es dann übrigens ruhiger.

Wie sehen Sie sich selbst als Vater?

Ich denke, ich mache das ziemlich gut. Wenn ich nicht arbeite, dann bin ich nur für meine Kinder da. Und wenn meine Frau einen Job außerhalb von Berlin hat, dann bin ich auch Vater und Mutter gleichzeitig. Das klappt prima, wir haben viel Spaß zusammen.

2005 kam der Film Horst Buchholz – Mein Papa *heraus, Ihre Tochter wurde 2006 geboren. Wie stark hängen diese beiden Ereignisse zusammen?*

Leider gar nicht. Ich hätte mir gewünscht, dass es umgekehrt gewesen wäre: erst die Geburt, dann der Film. Aber mein Vater ist ja schon 2003 gestorben. Bestimmt hätte er sich über die Ankunft seiner Enkelin sehr gefreut; vielleicht wäre er dann auch weniger traurig gewesen.

Wie haben Sie Horst Buchholz als Vater erlebt? Die privaten Fotografien und Kameraaufnahmen zeichnen das Bild eines warmherzigen, liebevollen Vaters, der dabei selbst wie ein Kind war.

Wir hatten großen Spaß, haben viel zusammen gespielt. Damals habe ich mir allerdings immer gewünscht, dass wir zusammen rumschrauben, mal den Rasenmäher oder die Schwimmbadpumpe auseinandernehmen und wieder zusammenbauen. Komisch, nicht? Vielleicht hoffte ich, ihm dadurch noch näher zu sein, wenn wir als Vater und Sohn männliche Rituale pflegten. Aber das hat ihn überhaupt nicht interessiert, er war mehr ein verspielter, großer Junge.

Ihr Vater war einer der erfolgreichsten deutschen Schauspieler überhaupt, Sie arbeiten ebenfalls als Schauspieler. Eine logische Entwicklung?

Als junger Mann wollte ich auf gar keinen Fall Schauspieler werden, ich kannte das ja alles. Diese ganzen verrückten, lauten und affektierten Leute gingen täglich bei uns ein und aus; so werden wie sie, wollte ich auf keinen Fall. Mein Ziel war ein anderes: Ich wollte Filme drehen, mit dem französischen Meeresforscher Jacques Cousteau arbeiten. Erst während des Colleges Anfang der 1980er Jahre in Los Angeles entdeckte ich, dass ich mich auf der Bühne doch sehr wohlfühle.

Seine letzte Rolle hatte Ihr Vater in Ihrem Film, einer Art Familienporträt. Wie kam es dazu?

Mein Vater hat so viel erlebt, aber sehr wenig über sich geredet. Wenn ich ihn mal ausgefragt habe, hat er kaum geantwortet. Ich hoffte, dass sich das mit der Kamera ändern und ich mehr über ihn erfahren würde. Und tatsächlich, mit dem Film habe ich einen Weg gefunden, mich ihm noch einmal zu nähern.

Ihr Vater hat seinen Vater nicht gekannt. Er wuchs zunächst bei Pflegeeltern auf, später adoptierte ihn der neue Mann seiner Mutter. Erst mit 16 Jahren erfuhr Horst Buchholz, dass dieser Mann gar nicht sein leiblicher Vater ist. Inwiefern war »der unbekannte Vater« für Ihren Vater ein Thema?

Ich glaube, das hat ein Leben lang in ihm gearbeitet. In der Beziehung zu seinem wesentlich älteren Partner, mit dem er in den 1950er Jahren in Berlin zusammenlebte, spielte unbewusst auch die Sehnsucht nach dem Vater eine Rolle.

Der Alkohol hat Horst Buchholz nach und nach zerstört, seine Trunksucht hat ihn letztlich das Leben gekostet. Wie ist er auf diesen selbstzerstörerischen Weg geraten?

Mein Vater war ein Mensch, dem alles zuflog. Auch die Menschen um sich herum hat er förmlich in seinen Bann gezogen. Er war hochintelligent, sprach fünf Sprachen fließend – er musste sich nie anstrengen, um etwas zu bekommen. Als sehr junger Mann hatte er bereits alles erreicht. Dann sagte er, starrköpfig wie er war, ein paar Rollen ab – und es wurde ruhiger um ihn. Ich vermute, dass damals auch die Depression begann.

Die letzten 10, 15 Jahre litt Ihr Vater immer wieder unter depressiven Episoden. Wie äußerten sich die?

Er hatte keine Lust mehr am Leben, sah keinen Sinn darin. Er hat getrunken und sich langsam kaputtgemacht. Er führte ein völlig zurückgezogenes Leben, hat kaum noch jemanden getroffen. Für mich war es schlimm, ihn über Jahre so leiden zu sehen. Heute bedaure ich es, dass ich meinen Vater damals nicht zu Medikamenten überredet habe.

5 Bis zum bitteren Ende

*»Denn im Unglück altern
die armen Sterblichen früher.«*
Homer, *Odyssee*

»Bei der Psyche hat Gott mir einen Streich gespielt« I

»Vor ein paar Wochen war ich psychisch ganz unten; mittlerweile geht es schon wieder. Der Auslöser? Eine Herzattacke. Die Ärzte haben ein Röhrchen in mein verstopftes Herzgefäß eingelegt, damit es offen bleibt und ich keinen Herzinfarkt bekomme.

Der Eingriff verlief zwar glatt, doch danach bin ich einfach nicht mehr auf die Beine gekommen. Das Gemüt schwer, die Ängste groß, ich habe keinen Antrieb mehr, schlucke wieder diese Tabletten. Benzodiazepine, ich weiß, ich soll sie eigentlich nur im Notfall nehmen, denn sie machen abhängig. Dazu trinke ich Rotwein, und zwar eine ganze Menge. Das hilft, zumindest vorerst. Ich erlebe die Welt nur noch aus der Ferne, alles verschwimmt im Dunst, ich bin wie in Watte gepackt. Bis zu dem Tag, an dem ich stürze. Meine Hüfte ist grün und blau, der riesige Bluterguss am Bein macht die Ärzte ratlos. Sie checken mich in der Abteilung für Innere Medizin durch, dabei wird klar: Ich habe eine depressive Episode, verschlechtert durch ein Suchtproblem. Der erste Schritt heißt deshalb für mich: Entzug.

Es ist nicht meine erste Depression. In 20 Jahren hatte ich vier oder fünf Abstürze, wie ich sie nenne. Wenn ich zusammenrechne, wie oft ich deshalb in den verschiedenen Kliniken war, dann hat mich die Depression eine ganze Menge Lebenszeit gekostet. Gott sei Dank gab es zwischendurch immer wieder sehr glückliche Zeiten.

Dass die Schwärze immer wieder auftaucht, macht mir Angst. Besonders jetzt, wo ich mich langsam wieder erhole, fürchte ich mich schon wieder vor dem nächsten Schub. Jedes Mal hoffe ich, dass es das letzte Mal ist. Beängstigend ist auch der Unterschied zu den guten Zeiten. Es fühlt sich an, als gäbe es mich zweimal: Einmal bin ich der eloquente, umtriebige Exbauunternehmer, der jeden in der Stadt kennt und mit vielen Leuten gute Kontakte hat, dann bin ich wieder ein elendes Häuflein Mensch, das sich am liebsten verkriechen möchte. Meine körperliche Gesundheit ist immer eine Gnade für mich gewesen; mit meiner Psyche hat Gott mir einen Streich gespielt.

Angefangen hat die Misere, als man mir vor vielen Jahren Schluderei bei einem Bauauftrag vorwarf. Für mehrere Millionen Euro sollte ich haften, ich kämpfte erbittert dagegen. 20 Jahre hing das Damoklesschwert über mir: Würde ich den Prozess verlieren, wäre mir alles genommen. Schließlich hafte ich mit meinem Privatvermögen für die Firma. Zu Beginn der Vorwürfe hatte ich ein gut gehendes Büro, an die hundert Angestellte, wir stemmten große Projekte. Bis zu dieser Anzeige lief das Büro tadellos. Nie gab es Probleme auf der Baustelle, keinen Streit mit Auftraggebern oder Ärger mit den Mitarbeitern.

Mein Beruf war mein Hobby, meine Leidenschaft. Der Vorwurf, für die Schlamperei am Bau verantwortlich zu sein, traf mich umso härter; er nagte sehr an meinem Selbstbewusstsein. Kurz nachdem man Klage gegen mich erhoben hatte, trennten meine Frau und ich uns. Eins kam also zum anderen, doch zunächst konnte ich die körperlichen Zeichen nicht deuten. Ich schlief schlecht, fühlte eine schwere Last auf meiner Brust, war zerstreut, wollte nicht mal mehr ins Büro gehen. Doch ich speicherte meinen Gemütszustand als Erschöpfung ab und trat ein bisschen kürzer. Aber das allein genügte nicht, ich fühlte mich weiterhin schlecht.

Bis ich merkte, was wirklich mit mir los war, vergingen Monate. Irgendwann klappte ich zusammen. Ich ging das erste Mal in die Klinik, berappelte mich – und hoffte, dass diese erste Depression ein einmaliger Ausrutscher sein würde.

Doch dieser Wunsch wird mir nicht erfüllt, wenige Jahre später das gleiche Spiel: Es erwischt mich, nachdem ich gerade das Büro verkauft habe. Die Depressionen kommen wieder. Sie lösen ein Gefühl der Leere und Verzweiflung aus, das entsetzlich ist. Alles ist tot in mir, schwarz und grau, ich bin wie gelähmt. Die Erinnerungen an gute Zeiten helfen mir in den Absturzphasen ebenso wenig wie die Gewissheit, dass ich aus dem Loch auch wieder herauskrabbeln werde.

Da für mich klar ist, dass ich es nach diesem erfüllten Berufsleben nicht aushalten würde, als Rentner zu Hause herumzusitzen, warten nach meiner nächsten Genesung schon neue Aufgaben auf mich: Ich reise als Senior-Berater im Auftrag des Auswärtigen Amtes nach Kuba, Afghanistan und Lettland und unterstütze Kollegen vor Ort beim Bau von Großgebäuden. Doch auch in den Jahren als Berater kommen die Depressionen wieder.

Heute bin ich 74 Jahre alt. Und erst jetzt beginne ich langsam, mich mit meinem Alter anzufreunden. Lange habe ich ignoriert und verdrängt, wie die Jahre an mir vorbeiziehen. Das Wegsehen fällt mir leicht, schließlich ist meine zweite Frau 20 Jahre jünger als ich. Doch nun kann ich es langsam annehmen und sogar aussprechen: Ja, ich bin älter geworden. Und ja, ich brauche jetzt sogar ein Hörgerät. Es fällt mir indes immer noch schwer, meine Rolle als Großvater zu finden. Für meine neun Enkel bin ich ein alter Mann; mit meiner Krankheit können sie nichts anfangen.

Wenn wir uns sehen, dann wünschen sie sich, dass ich für sie da bin, sie wollen mit mir rumtoben oder auf Bäume klettern. Dass das nicht mehr so geht, ist an sich nicht schlimm – ich muss nur noch lernen, es zu akzeptieren.«

Melancholisch bis ins hohe Alter

Wie Frank Wedel (Name geändert) geht es vielen älteren Herren: Etwa jeder zehnte Mann über 60 – und damit weitaus mehr als in jüngeren Jahren – hat eine behandlungsbedürftige Depression. Und trotzdem diagnostizieren Ärzte die Erkrankung in dieser Altersgruppe noch viel seltener, als es ohnehin schon der Fall ist.

Das liegt zum einen daran, dass die Depression sich auch bei älteren Männern mitunter untypisch durch Alkoholmissbrauch, sozialen Rückzug oder aggressive Feindseligkeit äußert. Zum anderen büßen Körper und Geist im Alter nach und nach ihre Kraft ein, sodass es selbst Fachleuten schwerfällt, zwischen normalem Alterungsprozess und Depression zu unterscheiden. Depressive ältere Menschen beispielsweise können sich Namen und Verabredungen, frühere Begebenheiten oder Zukunftspläne schlechter merken, sie sind unkonzentriert und fahrig, schnell erschöpft und rasch müde. Zudem sind sie missmutig, pessimistisch, lustlos und verkriechen sich. Und wieder stellt sich die entscheidende Frage: Noch normal oder schon depressiv?

»Oft äußern sich depressive Verstimmungen als psychosomatische Beschwerden, drückt sich also das seelische Leid in körperlichen Befindlichkeiten aus«, erinnert Depressionsexperte Manfred Wolfersdorf. Unklare Schmerzen, ein diffuses körperliches Unwohlsein, Appetitlosigkeit und Gewichtsverlust lassen den Arzt zunächst nach organischen Ursachen forschen, statt sich intensiver mit der Gemütsverfassung seiner Patienten zu beschäftigen.

Und auch die Männer selbst tragen dazu bei, dass ihre Depression unbehandelt bleibt: Die Betroffenen wissen gekonnt zu kaschieren, wenn sich ihr Gemüt verdunkelt. Lieber betonen sie ihre körperlichen Beschwerden und verdrängen ihre mentalen Probleme, solange es geht. Trauer und Tränen zeigt der Senior also selten. Eine Depression im Alter müsse also nicht zwangsläufig mit einem niedergeschlagenen Eindruck einhergehen, sagt Wolfersdorf.

Doch warum sind Depressionen mit fortschreitendem Alter überhaupt häufiger? Einige körperliche Erkrankungen können selbst Depressionen zur Folge haben, etwa jene von Leber, Niere, Bauchspeicheldrüse und Schilddrüse ebenso wie von Herz und Lunge sowie bestimmte Infektionen. Ebenso gibt es nebenwirkungsreiche Medikamente, Wirkstoffe also, die eine Depression auslösen können oder diese verstärken. Tabletten gegen Herz- und Kreislauferkrankungen beispielsweise verändern die Konzentrationen von Neurotransmittern und können so auch den Hirnstoffwechsel durcheinanderbringen. Auch blutdrucksenkende Medikamente, manche Antibiotika und eine Vielzahl weiterer Arzneimittel können depressiv machen.

Falls Sie also das Gefühl haben, dass Ihre Stimmung stark schwankt, seitdem Sie körperlich krank sind und regelmäßig Medikamente einnehmen, sollten Sie gemeinsam mit Ihrem behandelnden Arzt überlegen, inwieweit Ihre körperliche Konstitution mit Ihrer aktuellen Gemütsverfassung zusammenhängen könnte. Erzählen Sie ihm von Ihren beobachteten Veränderungen! Sollte tatsächlich eine Verbindung bestehen, bilden sich die Symptome oft innerhalb von Tagen oder Wochen nach dem Absetzen der Wirkstoffe oder bei erfolgreicher Therapie der auslösenden Erkrankung zurück.

Tatsächlich ist der ältere Mann ohnehin anfälliger für Krankheiten: Nicht nur Herz, Kreislauf, Magen und Darm, Wirbelsäule und Gelenke altern. Auch das zentrale Nervensystem ermüdet mit den Jahren. Konzentration, Erinnerungsvermögen und Sinneswahrnehmungen lassen mit der Zeit nach. Die männliche Seele ist immer weniger widerstandsfähig. »Der Puffer zwischen Gesundheit und Krankheit schwindet«, erklärt Wolfersdorf. »Der Weg in die Krankheit ist schneller und kürzer.«

Auch Wesensmerkmale und Charakterzüge treten im Alter oft ausgeprägter zutage. In die Jahre gekommen wird der Misstrauische wahnhaft, der Vorsichtige ängstlich und der Zurückhaltende vereinsamt. Wer früher schon auffällig pessimistisch und missmutig war, häufig negative Gedanken hatte und auftauchende Probleme auf sich bezogen hat, dem werden es diese Charakterzüge auch im Alter schwerer machen.

Folglich stecken Männer persönliche Schicksalsschläge nicht mehr so einfach weg. Wenn ein guter Freund schwer erkrankt und ein anderer zum Pflegefall wird, wenn ein nahestehender Mensch stirbt oder langjährige Kontakte einschlafen, weil man es nicht mehr schafft, zu Hörer oder Stift zu greifen. Oft ist es nicht der einzelne Schicksalsschlag, der die Männer aus der Bahn wirft und ihre Gedanken verdunkelt. Vielmehr scheint sie die Summe vieler kleiner Ereignisse zu deprimieren. Jede Begebenheit für sich genommen würde nicht unbedingt eine Krise auslösen.

Besonders gefährdet für die Traurigkeit im Alter sind die Männer, die bereits in jüngeren Jahren mit einer ausgeprägten Melancholie, mit Ängsten oder depressiven Episoden zu kämpfen hatten. Bei ihnen könnten die Symptome auch jenseits der sechzig erneut aufflammen.

Wer das weiß, kann aufmerksamer mit sich und seinem Körper umgehen – indem er frühe Anzeichen ernst nimmt, rechtzeitig um familiäre Unterstützung bittet und sich nicht scheut, ärztliche Hilfe anzunehmen.

Die Kunst des Schlafens

Mit dem Schlaf im Alter ist das selbst bei den Gesunden so eine Sache: Auch sie schlafen selten durch oder besonders lang. Mindestens jeder Zweite, der 65 Jahre und älter ist, gibt Ein- und Durchschlafstörungen zu Protokoll. Völlig normal: Ältere Menschen brauchen weniger Schlaf, es dauert länger, bis sie einschlafen, und sie wachen häufiger und früher auf. Im Schlaflabor bestätigt sich das: Der Tiefschlaf verkürzt sich, der Anteil des Leichtschlafs nimmt zu. Bellt dann ein Hund oder knattert ein Moped, liegt der ältere Mensch schnell wach.

Abgesehen von den veränderten Schlafphasen schlafen Ältere auch wesentlich unruhiger. Bis zu 150 Weckreaktionen stellten Schlafmediziner bei einer Gruppe älterer Probanden fest; bei jungen Menschen waren es nur fünf. Die unruhigen Schläfer wachen zwar nicht jedes Mal komplett auf, fühlen sich aber am nächsten Morgen oft erschöpft und unausgeschlafen.

Zudem rauben typische Altersbeschwerden den Männern den Schlaf, allen voran Probleme mit der Prostata oder den Atemwegen. Häufiges Schnarchen, Atemwege, die sich kurzzeitig verschließen, bis hin zu wiederholten nächtlichen Atempausen führen zur Erschöpfung. Und eine vergrößerte Prostata treibt die Senioren nachts aus dem Bett und auf die Toilette. Kurzum, der ältere Mann schläft weniger und vor allem weniger gut.

Auf Dauer kann der ewige Schlafmangel aufs Gemüt schlagen. Die Betroffenen fühlen sich nicht nur kaputt und erschöpft, sondern auch antriebslos und depressiv. Alsbald stellt sich die Frage: Folgten die Schlafstörungen der schlechten Stimmung, oder war es umgekehrt? Bekanntlich hängen Depressionen und Schlafstörungen eng zusammen, im Alter umso mehr.

Im Gegensatz zu den genannten Schlafbeschwerden des Alters wachen depressive Menschen typischerweise früh auf und fühlen sich, als hätten sie einen Stein auf der Brust. Hinter diesem beklemmenden Gefühl verbirgt sich häufig die Angst vor dem anstehenden Tag. Beobachten Sie entsprechende Veränderungen bei sich, sollten Sie mit Ihrem Arzt darüber sprechen. Er wird Sie aufgrund Ihrer Beschwerden beispielsweise ins Schlaflabor oder zu einem Psychologen überweisen.

Sie können übrigens selbst etwas für Ihren gesunden Schlaf tun: Verzichten Sie ab sofort auf Ihr Nachmittags- und Fernsehschläfchen, sonst liegen Sie nachts wach. Nehmen Sie Ihre Sorgen nicht mit ins Bett; planen Sie stattdessen feste Tageszeiten ein, in denen Sie sich damit beschäftigen. Seien Sie körperlich und sozial aktiv, damit Ihr Körper einen Grund hat, sich nachts auszuruhen. Und denken Sie einmal darüber nach, ob Sie Ihr Schlafbedürfnis zu hoch einschätzen. Der ältere Mensch braucht einfach weniger Schlaf. Statt sich also nachts im Bett hin- und herzuwälzen, stehen Sie besser auf und nutzen die Zeit für beruhigende Dinge: Kochen Sie sich einen Tee, sortieren Sie Fotos oder hören Sie Musik. Gehen Sie erst ins Bett, wenn der Schlaf Sie übermannt.

Gelassen altern!

Der 74-jährige Bauunternehmer Frank Wedel aus Köln hat in seinem Leben schon mehrere Depressionen durchlebt, ausgelöst durch persönliche Krisen. Vor einem halben Jahr jedoch schien sich alles zum Guten gewendet zu haben: Der 20 Jahre dauernde Prozess und die damit verbundenen Schadenersatzansprüche in Millionenhöhe waren endlich abgewendet. Seine Frau hatte sich entschieden, weniger zu arbeiten und mehr Zeit mit ihm zu verbringen. Und er war zum neunten Mal Großvater geworden. Wedel hätte es gut gehen können. Doch das Gegenteil war der Fall: Der Exbauunternehmer erlitt erneut eine depressive Phase. Waren es am Ende die Scham und die Kränkungen, die Vorwürfe und die Kämpfe, die er in dem 20-jährigen Prozess durch- und erlitten hatte und die ihn mit dem Ende des Rechtsstreits einholten? Oder hatten sein schwächelndes Herz und die damit im Raum stehende eigene Hinfälligkeit doch mehr an der Seele gekratzt, als Wedel es wahrhaben wollte? Möglicherweise war es von allem etwas.

»Es ist nicht ungewöhnlich, dass Männer – mit oder ohne erhöhtes Risiko für eine Depression – eine depressive Episode erleben, wenn sie sich mit dem Älterwerden auseinandersetzen«, sagt Depressionsforscher Manfred Wolfersdorf. Die Motivation dafür ist zweitrangig. Ganz gleich, ob es freiwillig geschieht oder die nachlassenden Kräfte die Männer zu diesem inneren Dialog zwingen – ihre sinkende Lebenskraft macht ihnen deutlich, wie vergänglich das Leben ist.

Es liegt offenbar in der Natur der Sache, dass Altern auch in der Gesellschaft als eine Medaille mit zwei Seiten angesehen wird: Der mittlerweile 80-jährige Karl Lagerfeld gilt nach wie vor als einflussreicher Modeschöpfer. Otto Rehhagel wird mit 73 Jahren aus dem Ruhestand geholt, um dem angeschlagenen Berliner Verein Hertha BSC – wenn auch letztes Endes vergeblich – zum Verbleib in der Bundesliga zu verhelfen. Der seit dem Frühjahr 2012 amtierende Bundespräsident Joachim Gauck war bei seiner Wahl bereits 72 Jahre alt. Christopher Plummer nimmt im Februar 2012 mit 82 Jahren einen Oscar entgegen – und zwar nicht für sein Lebenswerk, sondern als bester Nebendarsteller im Film *Beginners*. Damit ist er der älteste Gewinner, der die Trophäe jemals in den Händen hielt.

Auf der einen Seite also gilt der alte Mann als weise, hat Lebenserfahrung und hier und da den Ehrenvorsitz inne. Andererseits baut er körperlich langsam ab. Umgangssprachlich ist man dann ein »alter Hut« oder »sieht alt aus«. Depressionsexperte Wolfersdorf fasst das Dilemma in seinem Buch *Depressionen im Alter* treffend zusammen: Viele Menschen erfreuen sich an Oldtimern, aber kaum jemand möchte ständig in einem alten Auto umherfahren.

Den Männern von heute mag es noch schwerer fallen als ihren Vätern, sich dem Thema Altern versöhnlich zu nähern. Denn die silberne Generation ist so fit wie nie zuvor. Zu keiner Zeit lebten Männer länger als heute. Sie arbeiten oft bis weit über das 65. Lebensjahr hinaus. Und wer in Ruhestand geht, sucht sich wie Frank Wedel neue Aufgaben, die für die gewünschte Anerkennung bis ins hohe Alter sorgen. Die Alten von heute gehen surfen, snowboarden oder klettern, sie studieren noch einmal, erlernen ein Instrument oder erklimmen ihren ersten Sechstausender. Es kann die männliche Seele also zutiefst treffen, wenn in dieser Lebensphase Gesundheit und Leistungsfähigkeit langsam nachlassen und den Mann zwingen, sich zu schonen und seinem Alter gemäß zu leben.

Die psychischen Probleme können sich noch einmal verstärken, wenn den Mann die Konsequenzen des Alters völlig überraschend treffen. Beispiel Job: Genau wie bei jüngeren kann auch bei älteren Männern die berufliche Situation einen gravierenden Einfluss auf das Selbstwertgefühl und damit auch auf das Seelenleben haben. Für viele geht mit Beginn des Rentnerdaseins auch ein wichtiger sozialer Halt verloren. So freut sich keineswegs jeder auf seinen Abschied aus der Firma.

Denn so viel ist sicher: Mit dem ersten Tag der Rente verändert sich das Leben komplett. Bisher strukturierte die Arbeit einen Großteil des Alltags, sorgte für Sinn und Befriedigung, für Freude, Frust und Kontakte. Von einem auf den anderen Tag ist damit Schluss: Die Kollegen arbeiten ohne einen weiter, niemand braucht Rat oder fragt nach dem über die Jahre angesammelten Wissen. Weder Dienstreisen noch Abteilungstreffen, keine Verabredungen zum Mittagessen und keine Einladungen zur Weihnachtsfeier mehr – dieser Verlust des Gebrauchtwerdens, von Ansehen und Anerkennung setzt den Männern gelegentlich schwer zu. Ersetzbar sein will schließlich keiner.

Sicherlich, man hat schon mal vorzeiten daran gedacht,

dass dieser Moment kommen würde, vielleicht sogar im Stillen die Tage gezählt, bis es so weit ist. Gut vorbereitet auf das neue Leben im Ruhestand sind dennoch die wenigsten. Oft ist der erste Tag des neuen Lebensabschnitts schneller da, als man es sich vorstellen kann. Und statt zum entspannten Lebensabend zu werden, entpuppt sich die arbeitsfreie Zeit als Auslöser für eine Lebenskrise.

Besser also, man sorgt vor: Machen Sie sich die Mühe und setzen Sie sich rechtzeitig vor Ihrem Berufsausstand mit Ihrer Partnerin zusammen. Überlegen Sie gemeinsam, wie ein Leben ohne regelmäßige Arbeit für Sie aussehen könnte. Möchten Sie zusammen reisen oder mehr Zeit in Ihrem Wochenendhäuschen verbringen? Oder wollen Sie es noch einmal wagen, eine neue berufliche Existenz aufzubauen? Lassen Sie sich davon überraschen, auf welch unterschiedliche Ideen Sie kommen. Was ist zum Beispiel mit den Enkelkindern? Sie freuen sich gewiss, wenn Opa verlässlich jeden Mittwoch mit ihnen auf den Spielplatz geht! Die eigenen Kinder wohnen weit weg oder haben keinen Nachwuchs? Wer trotzdem für Kinder da sein will, kann sich an den Großelternservice wenden. Hier werden immer wieder Omas und Opas auf Zeit gesucht. Was ist mit Ihren Hobbys, der lang ersehnten Umrundung der Ostsee im eigenen Wohnmobil oder den alten Freunden? Neue körperliche und geistige Aufgaben können Sie nicht nur vor einer Depression bewahren; sie verhindern auch, dass Sie immobil und unselbstständig werden.

Plötzlich allein

Der Beginn des Rentenalters als Auslöser für eine Depression ist das eine. Der Verlust eines geliebten Menschen, wie er im Alter häufiger vorkommt, das andere. In Zeiten der Trauer und des Grams verblassen die schönen Dinge des Lebens. Es fehlt an Energie und Kraft, Konzentrationsfähigkeit und Gedächtnis können sich verschlechtern. Auch körperliche Leiden wie Kopf-, Rücken- und Gliederschmerzen, Magen- und Darmbeschwerden wie Sodbrennen, Durchfall und Verstopfungen als Ausdruck von Trauer sind nicht ungewöhnlich. Der Appetit fehlt, und in den Nächten wälzen sich Trauernde schlaflos umher.

Alle diese Anzeichen für Trauer können gleichzeitig auch Indikatoren für eine Depression sein. Und gerade im Alter können Trauerreaktionen in eine behandlungsbedürftige Depression übergehen. Es bedarf des professionellen Auges, um zu unterscheiden, was noch gesunder Trauerprozess und was schon depressive Episode ist. Der wichtigste Unterschied: Im Gegensatz zu einer manifesten Depression geht die Trauer mit der Zeit von allein vorüber. Und diese Zeit braucht der Trauernde für sich, um sich von dem oder der Toten zu verabschieden, den Verlust zu bewältigen und eines Tages auch wieder ohne die Partnerin, die Mutter oder den besten Freund ein selbstbestimmtes Leben zu führen.

Sie sollten möglichst bald ärztliche Hilfe in Anspruch nehmen – spätestens, wenn Sie auch nach dem »Trauerjahr« noch immer keine Freude am Leben empfinden und sich nicht von Ihrem Angehörigen verabschieden können. Anzeichen dafür sind, dass es Ihnen nicht gelingt, dessen Kleider oder Zimmer aus- und umzuräumen, oder Sie es kaum in der ehemals gemeinsamen Wohnung aushalten. Welche Form der Therapie für Sie die richtige ist, das wird der Arzt gemeinsam mit Ihnen und vielleicht auch Ihren Angehörigen entscheiden. Bei leichteren Verstimmungen mag es genügen, dass Sie für eine gewisse Zeit ein schlafförderndes Mittel verschrieben bekommen, einen Trauerkreis besuchen oder eine Lichttherapie machen. Bei hartnäckigen depressiven Gedanken könnte Ihnen eine Psychotherapie helfen, möglicherweise kombiniert mit Medikamenten.

Demenz und Depression und was sie unterscheidet

Der Ex-Playboy, Fotograf und Multimillionär Gunter Sachs stellte sich seine Diagnose offenbar selbst: Nach Literaturrecherchen sei er zu dem Schluss gekommen, dass er an einer Alzheimer-Demenz leide. Sachs hatte bei sich eine »wachsende Vergesslichkeit« und eine »rapide Verschlechterung meines Gedächtnisses« festgestellt, wie er in einem Abschiedsbrief schrieb.

Doch rührte seine Vergesslichkeit tatsächlich von einer Demenz her – oder waren es in Wahrheit die Anzeichen einer Depression? Selbst für den Profi ist es nicht immer leicht, Demenz und Depression zu unterscheiden. Entsteht die Vergesslichkeit, weil vermehrt Hirnsubstanz abgebaut wird, oder ist sie die Begleiterscheinung einer Depression? Erschwerend kommt hinzu, dass beide Formen auch gemeinsam vorliegen können.

Die Medien jedenfalls zitierten Freunde, denen zufolge Gunter Sachs immer wieder unter Depressionen gelitten haben soll. Den Hang zur Traurigkeit hatte er möglicherweise von seinem Vater geerbt; der erschoss sich im Jahr 1958 – wegen schwerer Depressionen. Ulrich Hegerl, Direktor der Leipziger Universitätsklinik für Psychiatrie und Psychotherapie, hielt es in einem Interview mit der Berliner Zeitung deshalb durchaus für möglich, dass Sachs an einer nicht therapierten Depression litt. In einer solchen Krise sehe man alles durch eine schwarze Brille und schätze so seine Situation völlig falsch ein, erklärte Hegerl in dem Gespräch. Nicht jeder ältere Mensch, der plötzlich vergesslich wird, leidet also auch an einer unheilbaren Demenz. Der Gang zum Facharzt hätte Sachs möglicherweise seine Ängste nehmen und seinen Tod verhindern können. Denn unter einer antidepressiven Therapie stellt sich die Welt erfahrungsgemäß wieder ganz anders dar.

Die folgende Tabelle soll helfen, beide Zustände klarer voneinander zu unterscheiden – Ihre eigenen oder die Ihres Angehörigen. Sie kann dabei unterstützen, den behandelnden Arzt auf die verschiedenen Symptome aufmerksam zu machen. Bei der Beschreibung der Anzeichen im zeitlichen Verlauf könnte auch Ihre Hilfe als Angehörige(r) nützlich sein. Und sollten die Ärzte nicht zu einer eindeutigen Diagnose kommen, fragen Sie als Betroffener unbedingt nach, ob in Ihrem Fall ein Behandlungsversuch mit Antidepressiva und eine begleitende antidepressive Therapie sinnvoll sein könnten.

Unterschiede zwischen Demenz und Depression (adaptiert nach Karl C. Mayer)

Hinweise auf eine Depression	Hinweise auf eine Demenz
rascher Beginn, Dauer weniger als 6 Monate	langsamer Beginn, erste Anzeichen liegen meist ein Jahr und länger zurück
auffällige Leistungsschwankungen bei ähnlichen Aufgaben	meist gleichmäßige Leistungsminderung bei ähnlichen Aufgaben
Klagsamkeit, »Ich weiß nicht«-Antworten	Über- und Herunterspielen von Krankheitszeichen, gute Leistungs- und Testmotivation
Schlafstörungen, Gewichtsverlust, Grübelzwang, Suizidgedanken	Kurzzeitgedächtnisdefizit im Vordergrund
orientiert, weiß Hilfe zu finden	desorientiert, ungezielt Hilfe suchend
allgemeine Leistungsschwäche, oft detaillierte Schilderung der kognitiven Defizite	typische Schwächen (Verlaufen, Desorientiertheit, falsche Bedienung von Geräten); visuell-räumliche Störung, Schwierigkeiten beim inhaltlichen Verstehen, Sprachfindungsprobleme, Rechenhemmung
sich nicht aufraffen können, Gefühl, alles falsch zu machen, verlangsamte komplexe Bewegungen	vor allem Hirnleistungsstörungen: Denken, Sprechen und Rechnen, visuell-räumliche Störungen, Störungen des abstrakten Denkens
gute Alltagskompetenz im Gegensatz zum schlechten Abschneiden in Tests	große Probleme, im Alltag zurechtzukommen, und schlechtes Abschneiden in Tests entsprechen sich
meist gutes Ansprechen auch der kognitiven Symptome auf Antidepressiva und Psychotherapie	Symptome der verminderten Hirnleistung sprechen nicht auf Antidepressiva und Psychotherapie an, bei gleichzeitiger Depression bessert sich die Stimmung

Hilfe für Seele und Körper

Die gute Nachricht: Schwere Depressionen im Alter sind eher selten. Häufiger treten leichte bis mittlere Beschwerden auf. »Das führt allerdings dazu, dass die Altersdepression auch seltener entdeckt wird«, erklärt Psychiater Wolfersdorf. Und selbst die korrekte Diagnose ist längst kein Garant dafür, dass die Verstimmungen tatsächlich behandelt werden. Schätzungsweise nur etwa jeder zehnte ältere depressive Mensch kommt überhaupt in den Genuss einer Therapie.

Das ist dramatisch – schließlich weiß man aus wissenschaftlichen Untersuchungen, dass die frühe und konsequente Therapie der Altersdepression besonders erfolgversprechend ist. Und ganz ähnlich wie bei jüngeren Patienten würde es sich dabei am meisten auszahlen, verschiedene Behandlungsmethoden miteinander zu kombinieren, so Wolfersdorf. Die besten Erfolge zeigen sich, wenn Medikamente und Psychotherapie, Bewegungstherapie und Hilfsangebote für den Alltag in das Therapiekonzept einfließen. Doch statt ihre älteren Patienten »ganzheitlich« zu behandeln, begnügen sich viele Ärzte damit, ihnen lediglich Medikamente zu verschreiben. »Die Anzahl der beantragten und durchgeführten Psychotherapien bei älteren Menschen ist entsprechend gering«, sagt Wolfersdorf.

Während der Behandlung sollten sich Menschen mit einer Altersdepression darauf einstellen, dass die Wirkung der antidepressiven Therapie mitunter später eintritt, als man es von jüngeren Menschen gewohnt ist. Einerseits wirken Medikamente im Alter verzögert, weil Ärzte aus Vorsicht die Behandlung mit einer niedrigeren Dosis beginnen und sich erst langsam an einen wirksamen Medikamentenspiegel herantasten müssen. Zudem reagiert das alternde Gehirn weniger sensibel auf die Medikamente. Andererseits führen bekanntlich oft mehrere Auslöser zur depressiven Episode, sodass es eine Weile dauern kann, bis sich die persönliche Situation des Einzelnen stabilisiert hat. Schlägt dann die Therapie an, verschwinden die traurigen Gedanken, Niedergeschlagenheit und Grübelei lassen nach. Bei den meisten Patienten bleiben keine Symptome zurück. Oft erhöht eine antidepressive Therapie auch die Behandlungserfolge bei anderen körperlichen Erkrankungen. Das wiederum kann die Patienten dazu motivieren, bei der Therapie entsprechend mitzuarbeiten und beispielsweise Medikamente nicht einfach abzusetzen.

Lediglich bei etwa jedem vierten älteren Depressiven bessern sich die Beschwerden nicht ausreichend. Menschen, die früher bereits schwermütig und melancholisch oder chronisch krank waren und schwere Schicksalsschläge erlitten haben, müssen dabei von einer schlechteren Prognose ausgehen. Gerade bei ihnen sollte die Fürsorge über Medikamente hinausgehen: Der regelmäßige Besuch des Pflegedienstes, Hilfe im Alltag durch eine Zugehfrau oder schon ein warmes Mittagessen vom Lieferservice machen möglich, dass die Senioren auch weiterhin in ihrer gewohnten Umgebung leben können.

Einfache Dinge wie diese sind nicht selten das Zünglein an der Waage, wenn es darum geht, weiterhin ein selbstbestimmtes Leben zu führen. Mindestens genauso wichtig wie ein möglichst komfortables Leben in den eigenen vier Wänden ist ein funktionierendes soziales Netzwerk. Der Zusammenhalt von Familie und der Freundeskreis, aber auch Sozialstationen oder Freizeitangebote im Viertel können verhindern, dass Ältere vereinsamen. Gerade die Isolation und der Verlust der gewohnten Umgebung seien zwei häufige Risikofaktoren für den Ausbruch einer Depression im Alter, warnt Wolfersdorf.

Chemie für die reife Seele

Die Ärzte verschreiben älteren Menschen meist sogenannte trizyklische Antidepressiva (TCA). Sie wirken gut, können aber bei Älteren vermehrt zu Nebenwirkungen wie Mundtrockenheit, Sehproblemen sowie Herz- und Kreislaufstörungen führen. Der Grund dafür: TCA greifen gleichzeitig in verschiedene Botenstoffsysteme im Gehirn ein, die auch andere Organe beeinflussen können.

Die Cochrane Collaboration bestätigte diese Beobachtungen: Das Netzwerk internationaler Wissenschaftler fasst die Ergebnisse von Einzelstudien, die in der Durchführung als makellos gelten, in sogenannten Metaanalysen zusammen. Die Forscher publizierten im Jahr 2009 das Ergebnis von 17 Studien, die die Wirksamkeit verschiedener Antidepressiva im Alter untersucht hatten. Alle drei Medikamentengruppen – TCA, selektive Serotonin-Wiederaufnahmehemmer (SSRI) und Monoaminooxidase-Hemmer (MAO) – zeigten im Vergleich zu einem Scheinmedikament eine ähnlich gute

Wirkung. Bei einem Vergleich von SSRI und TCA, in den sogar 32 Studien einflossen, waren beide Medikamente ähnlich gut wirksam. Jedoch brachen Patienten unter Trizyklika die Behandlung aufgrund von Nebenwirkungen etwas häufiger ab.

Insgesamt gibt es nur relativ wenige Daten zur Wirksamkeit und Sicherheit von Antidepressiva bei älteren Menschen. Allerdings weiß man, dass die Medikamente im Alter verzögert wirken. Verzweifeln Sie also nicht, falls bei Ihnen die Wirkung nicht nach den üblichen vier bis sechs Wochen einsetzt. Besprechen Sie mit Ihrem Arzt, ob es sinnvoll ist, die Therapie mit diesem Präparat fortzusetzen oder besser auf ein anderes Medikament umzusteigen.

»Bei der Psyche hat Gott mir einen Streich gespielt« II

»Ich laufe meinen Depressionen einfach davon, das habe ich irgendwann mal beschlossen. Wann immer es geht, laufe ich, am Tag mindestens zwei Stunden. Ich glaube, das Laufen hält mich in den ganz schweren Zeiten am Leben. Es lenkt mich ab, bringt mich auf andere Gedanken. In der Stadt treffe ich unterwegs häufig Bekannte, setze mich zu ihnen, wechsle vielleicht ein paar Worte. Bis zu meinem Herzanfall vor einem halben Jahr bin ich oft lange Touren gewandert, auch mit Skiern, habe Fußball und Tennis gespielt,

bin sogar mit meinen Kindern und Enkeln beim Snowboarden ge-wesen. Heute muss ich mich auf das Gehen beschränken.

Über die Jahre hat meine Krankheit die Macht ein wenig über mich verloren. Warum? Ich verstecke sie nicht mehr. Im Gegen-teil, es tut mir gut, wenn ich mit Menschen darüber rede, denen ich vertraue. Es geht mir besser, wenn ich mich dazu bekennen kann. Und es macht mich zuversichtlich, dass ich in guten Hän-den bin. Ich weiß: Bisher bin ich immer wieder auf die Beine ge-kommen – und das werde ich auch dieses Mal. Gewiss.«

Suizid als letzter Ausweg

Er habe trotz seiner schlimmen depressiven Krisen nie wirk-lich daran gedacht, sich selbst zu töten, sagt Frank Wedel heute. Es mag für ihn einen Halt, eine Hoffnung auch in düs-tersten Zeiten gegeben haben, die ihn davor schützte. Wedel ist allerdings eine Ausnahme. Wissenschaftliche Untersu-chungen belegen, dass depressive Männer drei Mal häufiger Suizid begehen als depressive Frauen. Und je älter sie sind, desto mehr steigt die Zahl.

Gunter Sachs beging Selbstmord, weil er sich unheilbar krank wähnte. Der Schiedsrichter Babak Rafati schnitt sich in der Badewanne eines Kölner Hotels die Pulsadern auf, mög-licherweise, weil der Druck auf dem Spielfeld für ihn zu groß geworden war. Der Moderator Bruce Darnell fuhr mit dem Auto gegen einen Baum, und der Fußballer Andreas Bier-mann atmete bei seinem Suizidversuch 2009 Autoabgase ein.

Diese Männer waren wahrscheinlich alle depressiv. Ihre Hoffnungslosigkeit, die Zukunftsängste und negativen Gedanken belasteten sie so stark, dass ihnen ihr aktuelles Leben im Moment des Suizidversuches unerträglich erschien.

Schaut man genauer hin, wollen allerdings die allermeisten suizidalen Menschen gar nicht sterben. »Sie haben das Gefühl, nicht mehr so weiterleben zu können wie bisher, wissen aber nicht, ob und wie sich etwas ändern ließe«, sagt der Hamburger Suizidforscher Reinhard Lindner. Ihr jetziges Leben schmerzt sie derart, dass sie es darin einfach nicht mehr aushalten. Der Selbstmord wird als einzig mögliche Lösung der Lebensprobleme gesehen – und der eigene Tod

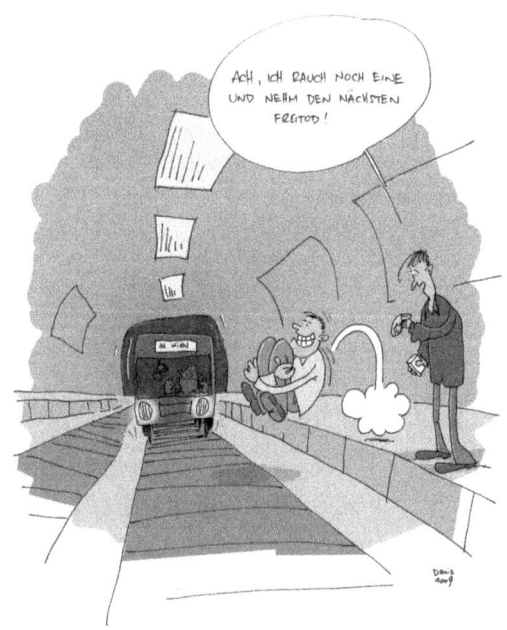

in Kauf genommen, um dem persönlichen Elend zu entfliehen.

Der Tod macht uns Menschen Angst, natürlich, und noch mehr Angst macht uns der Gedanke, dass jemand selbst Hand an sich legt. Dabei sind Suizide häufiger, als es sich viele von uns vorstellen können: Etwa alle 53 Minuten stirbt in Deutschland ein Mensch aus eigenem Antrieb, alle fünf Minuten versucht jemand, sich umzubringen. Die Dunkelziffern für Suizide und Suizidversuche schätzen Experten wie Lindner noch viel höher ein: Unfälle, ungeklärte Todesursachen, Drogentodesfälle, vertuschte Suizide, um das Ansehen der Familie nicht zu schädigen, treiben die Statistik in die Höhe. Letzten Endes sterben hierzulande mehr Menschen durch Strick, Tabletten oder den Sturz aus der Höhe als durch Verkehrsunfälle, illegale Drogen, Gewalttaten und Aids zusammen.

Von den etwa 10000 Selbsttötungen jährlich entfallen drei Viertel auf die Männer. Woran mag das liegen? Haben Männer einen stärkeren Leidensdruck? Ist das starke Geschlecht anders depressiv? Suizidforscher Lindner fasst den Stand der Forschung dazu zusammen: »Männer wissen es oft nicht besser, als mit belastenden Gefühlen, Konflikten und Problemen äußerst aggressiv umzugehen. Im Falle des Suizids richten sie diese Aggressionen gegen sich selbst.« In Momenten der Verzweiflung, bei Trennung, Kränkung oder beruflichen Misserfolgen fehlt es ihnen an vertrauten Personen, mit denen sie reden können. Während die Frau für ein paar Tage zur besten Freundin zieht und sich einen Psychotherapeuten sucht, neigen Männer eher dazu, ihre Krisen im Alleingang zu bewältigen.

Die Frage »Wohin mit den Gefühlen?« trügen viele Männer bereits seit Kindertagen mit sich herum, sagt Lindner. Schon für kleine Jungen sei es schwer, Wut, Trauer und Enttäuschung zu äußern. Für erwachsene Männer, die in sich kreisenden, hoffnungslosen Gedanken und ohne Aussicht auf Linderung oder Hilfe gefangen sind, ist der Suizid manchmal das letzte Mittel, ihr Selbstwertgefühl zu retten und nicht als Jammerlappen dazustehen. »Um diesem Anspruch gerecht zu werden, muss der Suizid erfolgreich sein, sodass Männer zu besonders rabiaten Methoden greifen«, erklärt Lindner. Sie wählen deshalb ganz häufig den Strick oder das Gewehr, gehen auf die Gleise oder stürzen sich irgendwo herunter.

Am meisten gefährdet für die letzte Tat sind alte Männer, ohne Beziehung, vereinsamt, verwitwet und mit einem Alkoholproblem. Nicht selten mussten sie in den letzten Jahren eine Reihe von Verlusten verkraften: Die Kinder verlassen das Haus, die Firma schickt sie in Rente, die Partnerin muss ins Pflegeheim, die körperlichen und geistigen Kräfte schwinden. Jeder Mensch hat ein anderes Empfinden dafür, wann das Maß voll ist, wie Lindner aus Interviews mit Überlebenden weiß. Krankheit, Einsamkeit und die Angst, im Pflegeheim unter entwürdigenden Lebensbedingungen zu enden – diese Erfahrungen möchten sich viele Alte ersparen. Das Fatale: Noch viel häufiger als jüngere Männer halten sie ihren Todeswunsch geheim. Für Angehörige und medizinisches Fachpersonal ist es daher fast unmöglich, sie davon abzuhalten.

Auf der anderen Seite wirkt die Familie durchaus präventiv: »Neben der Therapie hindert eine intensive menschliche Bindung die Leute am ehesten daran, sich umzubringen«, sagt Lindner. Viele Suizidversuche finden also gar nicht erst statt, weil die Kinder oder andere enge Angehörige nicht leiden sollen.

Familiäre Bindungen allein reichen auf Dauer jedoch nicht aus: Sieht jemand den Suizid als einzige Lösung für seine Probleme, braucht er dringend therapeutische Unterstützung. In den Gesprächen mit einem Arzt oder Psychologen kann der Patient verstehen, warum er in bestimmten Situationen derart in die Enge gerät, dass anscheinend der Tod die einzige Lösung ist. Und auch wenn es im Moment schwerfällt, andere Lösungen für die persönlichen Angelegenheiten zu sehen, bedeutet das noch lange nicht, dass es keine gibt. Gemeinsam mit dem Therapeuten lassen sie sich neu entdecken. Dieser verteilt dabei keine Ratschläge oder billigen Lebensweisheiten, sondern hört verstehend zu – und zwar als unabhängige Instanz.

»Entscheidend für eine Genesung ist die therapeutische Beziehung, durch die der Patient im Gespräch mit dem Psychotherapeuten neue, anders geartete Erfahrungen macht, als er das bisher getan hat«, sagt Lindner. Denn Patienten handeln im Gespräch mit dem Therapeuten nach den gleichen Mustern, wie sie auch andere wichtige Beziehungen in ihrem Leben gestalten. Der Psychotherapeut nimmt diese unbewussten Muster wahr, verhält sich aber nicht so, wie es die Patienten erwarten, sondern so, dass neue Erfahrungen möglich werden: Vertrauen, wo eigentlich Misstrauen vorherrscht, Verständnis, wo man erwartet, dass die eigenen Gefühle von niemandem verstanden werden, Angenommensein, wo man befürchtet, bei niemandem landen zu können.

Für den Moment mag es dem Betroffenen so vorkommen, als ob dieser düstere, hoffnungslose Zustand kein Ende nimmt. Doch beim Rückblick auf das eigene Leben, im Gespräch mit anderen Patienten oder dem Therapeuten wird er feststellen, dass Krisensituationen nicht ewig andauern. Vielleicht kann es gelingen, darauf zu vertrauen, dass die unerträgliche quälende Zeit ein Ende haben wird.

Der erste Schritt aus dieser Lebenskrise ist es, über die eigenen Gedanken und Gefühle zu sprechen. Mit wem, ist egal: die anonyme Telefonseelsorge, der Pfarrer in der Nachbarschaft oder ein guter Freund – Hauptsache, es passiert überhaupt. Der zweite Schritt ist, sich kompetente psychotherapeutische Hilfe zu suchen.

Was Angehörige tun können

Als Angehöriger eines depressiven Menschen werden Sie sich mitunter fragen, ob und was Sie tun können, um einen möglichen Suizid abzuwenden. Das Wichtigste zuerst: Wenn jemand aus dem Leben scheiden möchte, werden Sie ihn nicht davon abhalten können – denn er wird sich seine Gedanken nicht anmerken lassen. Manchen Depressiven gelingt es perfekt, ihre Umwelt bezüglich ihres eigentlichen psychischen Zustands zu täuschen: Robert Enke beispielsweise hatte nicht nur seine Frau, sondern auch seinen Psychotherapeuten davon überzeugt, dass es ihm besser ging. In seinem Abschiedsbrief beschrieb er, dass diese Täuschung notwendig gewesen sei, um seine Suizidpläne zu verfolgen.

So gibt es zwar verschiedene Hinweise, aber keine sichere Methode, um Suizidalität rechtzeitig zu erkennen und einem Suizid zuvorzukommen. Die Signale können ganz unterschiedlich sein: Verzweiflung, Gereiztheit, Aggressivität sind genauso möglich wie plötzliche Bescheidenheit, großzügiges Verschenken, Abgeklärtheit und Ruhe oder auch ein langsamer, beinahe unmerklicher Rückzug. Hilfe kann nie allumfassend sein und sicher den Suizid verhindern. Niemand kann für einen anderen Menschen komplett die Verantwortung übernehmen oder ihn den ganzen Tag beaufsichtigen.

Haben Sie jedoch einen Verdacht, warten Sie nicht ab, sondern holen Sie sich Hilfe. Die Telefonseelsorge oder ein anderer Beratungsdienst könnten hierbei ein erster Schritt auf der Suche nach Unterstützung sein. Oder ziehen Sie direkt einen Arzt zurate. Das kann der diensthabende Mediziner der psychiatrischen Klinik sein, in der Ihr Angehöriger bereits früher einmal stationär behandelt wurde, oder sein Psychotherapeut.

Davon abgesehen: Reden Sie! Sprechen Sie mit Ihrem Partner über seine Gedanken. Fragen Sie ihn, ob er über einen Selbstmord nachdenkt, welche genauen Pläne er hat und was ihm dabei durch den Kopf geht. Stellen Sie offene Fragen, damit er Ihnen davon erzählen kann. Allein das Reden kann für Ihren Angehörigen entlastend sein. Halten Sie sich dabei mit gut gemeinten Ratschlägen zurück, denn das könnte in ihm das Gefühl auslösen, dass Sie für seine Situation kein Verständnis haben. Setzen Sie ihn mit Ihren Erwartungen nicht unter Druck, sondern geben Sie ihm das Gefühl, dass Sie für ihn da sind. Falls Ihnen die Worte fehlen, schauen Sie, ob mögliche Formulierungen wie diese Ihnen weiterhelfen könnten:

- Was machen deine Suizidgedanken?
- Welche Gedanken gehen dir durch den Kopf, dass du dich so bedrückt fühlst?
- Warum möchtest du deine Ruhe haben, nichts mehr hören und sehen?
- Denkst du darüber nach, dir das Leben zu nehmen?
- Beschäftigen dich wieder Gedanken, dir das Leben zu nehmen?

Alles, was Ihr Gegenüber Ihnen auf Ihre Fragen antwortet, sollten Sie ernst nehmen. Häufig wird behauptet, dass Suizidgedanken nicht mehr seien als ein Hilferuf, dass jemand, der einen Todeswunsch äußert, sich lediglich die Aufmerksamkeit anderer Menschen sichern wolle. Nein! Jede entsprechende Äußerung Ihres Partners, Sohnes oder Freundes bedeutet, dass er in ernsthafter Gefahr ist.

Verhängnisvolles Erbe

Als der amerikanische Erfolgsautor Ernest Hemingway sich im Juli 1961 mit einer Schrotflinte in die Stirn schießt, reiht er sich mit seiner Tat in eine traurige Familientradition ein: 1928 brachte sich schon sein Vater um. Auch Hemingways Schwester Ursula stirbt selbstbestimmt – fünf Jahre nach Ernest nimmt sie eine Überdosis Schlafmittel. 1982 erschießt sich auch noch der jüngere Bruder Leicester. Die jüngste Familienangehörige, die sich suizidiert, ist Ernest Hemingways Enkelin Margaux. Die Schauspielerin setzt ihrem Leben nach zwei gescheiterten Ehen und schwer alkoholkrank im Jahr 1996 mit Beruhigungsmitteln ein Ende. Alle fünf Hemingways sollen depressiv gewesen sein.

Fünf Selbstmorde wegen Depressionen in drei Generationen – Zufall, außergewöhnliche Häufung oder fatales Erbe? Prägte Vater Hemingway durch seinen Selbstmord seine Kinder derart, dass alle in den gleichen Strudel der Verzweiflung gerieten? Oder waren die Lebensumstände der Familie so abschreckend, dass einige Mitglieder keinen anderen Ausweg sahen, als sich in den Tod zu flüchten?

Tatsächlich geht die Wissenschaft davon aus, dass im Falle der Familie Hemingway eine erbliche Komponente für schwere Depressionen und die Neigung zur Selbsttötung vorliegt. Forschungsergebnisse wie die von Ross Baldessarini und John Hennen von der Harvard Medical School in Boston untermauern solche Annahmen. Sie stellten fest, dass Menschen sich fünfmal häufiger umbringen, wenn zuvor bereits Verwandte den Freitod wählten. Offenbar bedingt sich das suizidale Verhalten in mehrere Richtungen: Suizidversuche treten gehäuft in Familien auf, in denen sich bereits jemand umgebracht hat. Und erfolgreiche Suizide sind in solchen Familien häufiger, in denen es zuvor schon einmal Suizidversuche gab.

Doch nicht nur die Neigung zum Freitod wird vererbt, sondern auch der Hang zur Depression. Mit der Hilfe von Familien-, Zwillings- und Adoptionsstudien hat man herausgefunden, dass manche Menschen aufgrund ihrer genetischen Ausstattung empfindlicher für Depressionen sind als andere. Solche Studien widmen sich vor allem familiären Zusammenhängen und Phänomenen. Sind Mutter oder Vater depressiv, erkranken ihre Nachkommen mit einer Wahrscheinlichkeit von 10 bis 15 Prozent. Sind beide Elternteile betroffen, erhöht sich das Risiko auf 30 bis 40 Prozent. Dabei geben die Eltern auch bestimmte Krankheitsmerkmale an ihre Kinder weiter, beispielsweise das frühe Auftreten der Erkrankung oder eine erhöhte Gefahr, immer wieder depressive Episoden zu erleben.

Doch wie lassen sich diese Verkettungen genauer erklären? Bislang hat die Wissenschaft für das erhöhte Risiko innerhalb einer Familie kein einzelnes Gen entdeckt, welches das Erkrankungsrisiko sprunghaft anhebt. Vielmehr gehen die Experten davon aus, dass viele kleinere Veränderungen auf ganz unterschiedlichen Genen die »Anfälligkeit« für Depressionen erhöhen. Das Interesse der Forschung an den genetischen Zusammenhängen bei der Depression ist groß: Würde man alle Gene kennen, die beteiligt sind, könnten Wissenschaftler leichter Therapien entwickeln, um diese Gene zu reparieren oder auszutauschen. Bislang stehen mehr als 20 Gene im Verdacht, direkt oder indirekt für Depressionen verantwortlich zu sein. Therapeutische Konsequenzen hatte dieses Wissen bislang jedoch noch nicht.

Das folgende Beispiel zeigt, wie schwierig es ist, selbst bei einem »Treffer« handfeste Aussagen zum Erkrankungsrisiko zu machen: Ein Gen, das bei Depressiven häufiger mu-

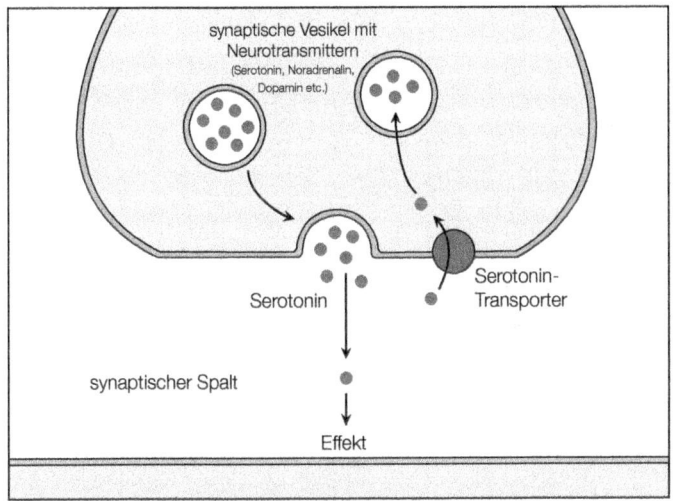

Serotonin-Transporter unterbricht die Serotonin-Wirkung,
indem er Serotonin in die Nervenzelle transportiert

tiert ist, ist das sogenannte 5-HT-Transporter-Gen. 5-HT oder
5-Hydroxytryptamin ist ein Synonym für Serotonin; ein Serotoninmangel erhöht bekanntlich das Risiko für eine Depression. Denn Serotonin – auch »Glückshormon« genannt – reguliert das seelische Wohlbefinden. Der Serotonintransporter
sorgt dafür, dass Serotonin in das Innere der Zelle transportiert wird und dadurch nicht mehr wirkt. Wissenschaftler
fanden nun Varianten in einer DNA-Sequenz, die die Aktivität
des Serotonintransportergens beeinflussen. Dadurch verändert sich die verfügbare Serotonin-Konzentration im synap-
tischen Spalt.

Seit einer Publikation im Jahr 2003 glaubte man zunächst, dass Menschen mit dem mutierten Gen häufiger an einer Depression erkranken, wenn sie zusätzlich ein persönlicher Schicksalsschlag trifft. Eine spätere Analyse aus dem Jahr 2009, für die Wissenschaftler 14 hochrangige Studien mit 14 250 Patienten auswerteten, widersprach der früheren Studie: Kathleen Merikangas und ihre Kollegen vom Nationalen Amerikanischen Gesundheitsinstitut fanden keinen Zusammenhang zwischen mutiertem Serotonin-Transporter-Gen, tragischen Lebensereignissen und dem vermehrten Auftreten von Depressionen. Doch damit war die Diskussion noch immer nicht beendet. Anfang 2011 veröffentlichten Katja Karg und Srijan Sen von der Universität Michigan eine Studie mit 41 000 Teilnehmern. Ihren Untersuchungen zufolge erhöhte die veränderte Variante das 5-HT-Transporter-Gens die Gefahr an einer Depression zu erkranken nur dann, wenn der Betroffene auch eine schwere körperliche Erkrankung hatte oder in der Kindheit missbraucht worden war. Bei anderen Schicksalsschlägen zeigte sich kein Zusammenhang zwischen Genom und Lebenssituation.

Doch was bedeutet das für den Einzelnen, was für Sie als Betroffenen? »Zweifellos haben Gene auf die Entstehung der Depression einen Einfluss. Wie groß dieser tatsächlich ist, wissen wir bislang nicht genau«, sagt Florian Holsboer, Direktor des Max-Planck-Instituts für Psychiatrie in München. Denn Genvarianten spielen nicht nur eine Rolle dabei, ob jemand depressiv wird. Ihre Reichweite ist noch viel größer: Sie beeinflussen auch unsere Risikobereitschaft, fand der amerikanische Psychiater Kenneth Kendler heraus. Menschen mit einer bestimmten genetischen Ausstattung manövrieren sich also häufiger in schwierige Lebenssituationen – die sie möglicherweise so traumatisieren, dass sie depressiv werden. Umgekehrt kann es von genetischen Faktoren abhängen, ob ein Mensch gut gegen einschneidende Erlebnisse gewappnet ist und diese besser wegsteckt. Genetische Bedingungen und Umweltfaktoren wirken also wechselseitig aufeinander ein. Die Bedeutung beider Einflüsse unterstreichen auch Zwillingsstudien: Ist von eineiigen Zwillingen – die genetisch identisch ausgestattet sind – einer depressiv, bleibt der zweite Zwilling in der Hälfte der Fälle beispielsweise gesund.

Die Epigenetik, eine noch junge Wissenschaft, beschäftigt sich damit, wie persönliche Erfahrungen das Erbgut eines Menschen beeinflussen können. Damit widerspricht die Forschung der lange gültigen Annahme, dass die Gene starr und unveränderbar sind. Tatsächlich ist das Gegenteil der Fall: Wie wir leben, was wir essen, welche persönlichen Erfahrungen wir machen, all das beeinflusst unsere Gene – und verändert sie ständig weiter.

Trauriges Beispiel: Etwa jeder Zehnte, der am 11. September 2001 den Einsturz der Türme des World Trade Centers miterlebt hatte, erkrankte einige Zeit später an einer sogenannten Posttraumatischen Belastungsstörung. Auch bei den Soldaten im Afghanistan-Krieg oder bei Menschen, die verschüttet waren, hinterlassen die lebensbedrohlichen Ereignisse Spuren in der Psyche und können depressionsähnliche Symptome verursachen. Die Betroffenen können keine

Freude mehr empfinden, es fällt ihnen schwer, Gefühle zuzulassen, sie sind unruhig und schlafen schlecht.

Allerdings erkranken längst nicht alle Menschen, die ein verstörendes Ereignis wie 9/11 erlebt haben, an diesem depressionsähnlichen Zustand. Warum nicht? Eine Arbeitsgruppe des Münchner Max-Planck-Instituts um Florian Holsboer fand gemeinsam mit New Yorker Forschern heraus, dass zahlreiche Gene, die mit der Stressreaktion in Zusammenhang stehen, bei den Erkrankten anders reguliert waren als in einer Vergleichsgruppe. Offenbar hatte das Trauma selbst die Erbsubstanz so verändert, dass sie anfälliger für die Erkrankung wurden. »Traumatische Ereignisse verändern die Anzahl von Eiweißmolekülen im Gehirn, die Gene an- und abschalten, die für eine Depression mitverantwortlich gemacht werden«, sagt Holsboer. Dabei handelte es sich um Gene mit ganz unterschiedlichen Funktionen: Sie waren in die Stressregulierung eingebunden, leiteten Signale weiter oder beeinflussten Immunzellen. Das Erbgut des Menschen kann sich also durchaus verändern. So haben eineiige Zwillinge zwar ein identisches Erbgut, sind aber dennoch nicht gleich. Ob der eine Zwilling eine Depression bekommt, wenn das andere Geschwister erkrankt ist, hängt letztlich von seinen äußeren Lebensumständen ab.

Für diese komplexen Zusammenhänge spricht auch, dass schon frühe traumatische Erfahrungen später vermehrt zu Depressionen führen. Dazu gehören Kindesmissbrauch oder der Verlust eines Elternteils. Holsboer und Kollegen stellten ein solches Stresserlebnis und dessen Folgen für die Psyche mit neugeborenen Mäusen nach, die sie über zehn Tage täglich drei Stunden von ihren Müttern trennten. Im Erbgut ließ sich dieser brutale Einschnitt genau nachvollziehen. »Die isolierten Mäusejungen wiesen eine erhöhte Aktivität der Gene auf, die zentrale Stresshormone kodieren, und hatten folglich mehr Kortisol, ein Stresshormon, im Blut«, erklärt Holsboer. Außerdem war ihre Erbsubstanz biochemisch neu verpackt. Monate später waren diese Veränderungen offenbar dafür verantwortlich, dass die traumatisierten Nager mit Stresssituationen schlechter zurechtkamen und antriebsärmer waren.

Eines Tages, so die Hoffnung der Wissenschaftler, könnte man mit geeigneten Methoden und Biomarkern auch bei Menschen erkennen, wie anfällig sie für eine Traumastörung sind – und sie gleich nach einem Ereignis behandeln. »Zwischen Trauma und psychischer Störung liegt ein Zeitfenster von mehreren Monaten, das eine frühzeitige Behandlung möglich macht«, sagt Holsboer.

Nicht immer ist die genetische Ausstattung des anderen so offensichtlich wie bei eineiigen Zwillingen. Wer genauer wissen will, welche Gene in ihm schlummern, der sollte nicht nur bei Eltern, Geschwistern und Großeltern nachforschen. Die Anlage für Gemütskrankheiten überspringt mitunter auch eine Generation. Gelegentlich gibt es eine Tante oder einen Onkel in der Familie, von dem man bisher wenig erfahren hat, vielleicht, weil er oder sie das Geheimnis einer schweren Depression hütete. Wollen Sie herausfinden, ob es das in Ihrer Familie gegeben hat, fragen Sie nach: Stichworte wie mehrmonatige Aufenthalte im »Sanatorium«, »Erholungskuren«

für das strapazierte Gemüt, Nervenzusammenbrüche oder die Eigenschaft »besonders zart besaitet« könnten Hinweise darauf sein. Gab es unerklärliche Ängste, hartnäckige Schlafstörungen oder eine Neigung zur Melancholie, die sich vielleicht sogar mit euphorischen Zeiten abwechselte? Auch wenn Sie auf Ihre Fragen zunächst ein kategorisches »Nein« hören, sollten Sie sich nicht entmutigen lassen. Oft lohnt es sich, ein zweites Mal zu fragen. Vielleicht hat Ihr erstes Nachfragen Ihr Gegenüber dazu angeregt, noch einmal intensiver nachzudenken. Erneutes Nachhaken bringt oft Erstaunliches zutage.

6 Wege aus der Finsternis

»Übe unablässig den Leib,
mache ihn gesund und kräftig,
um ihn weise und
vernünftig zu machen.«

Jean-Jacques Rousseau,
Emile oder über die Erziehung, 1762

Den ersten Schritt gehen

Wenn Sie sich an Ihre Kindheit und Jugend erinnern – wie war das bei Ihnen zu Hause? Haben Ihre Eltern Sie dazu ermuntert, darüber zu sprechen, wenn Sie etwas bedrückte? Oder hat Ihre Familie eher nach dem Motto gelebt: »Über Gefühle redet man nicht!«? Durften Sie auch mal Schwäche zeigen, oder galt die Devise »Echte Kerle weinen nicht«? Je nachdem, wie Ihre Antwort ausfällt, wird es Ihnen leichter oder schwerer fallen, sich wegen Ihrer Erkrankung Hilfe zu suchen. So wie Ihnen geht es dabei vielen Männern – aus ganz unterschiedlichen Gründen: Sie befürchten, dass die Depression nicht heilbar ist, es sich also gar nicht lohnt, mit jemandem darüber zu sprechen. Andere haben Angst davor, dass die Kollegen etwas mitbekommen könnten und man ihnen im Job nichts mehr zutraut. Oder sie treibt die Sorge um, dass sie ihrer Familie zur Last fallen könnten.

Doch es gibt keinen guten Grund, eine Depression zu leugnen, denn sie ist eine Krankheit wie viele andere auch: »Mit den richtigen Strategien lässt sie sich erfolgreich behandeln«, sagt Psychiater und Depressionsexperte Manfred Wolfersdorf. Allerdings bedarf es mehr als einer Operation, Pille oder Infusion; die Betroffenen müssen dazu bereit sein, Schritt für Schritt ihr Leben zu verändern. Im Verlauf dieses Prozesses werden sie erkennen, was sie krank macht, werden eingefahrene Muster verstehen und sie ändern und wieder Verantwortung für ihr Leben übernehmen. Vielleicht dauert es einige Wochen oder Monate bis zur Genesung. Vielleicht geht es zwischendurch mal nur einen Schritt vorwärts, dafür aber drei zurück. Doch das ist allemal besser, als sich gar nicht helfen zu lassen. Denn je länger eine Depression unbehandelt bleibt, desto schwieriger könnte es werden, wieder zu genesen. Die Auslöser, die zu einer erneuten depressiven Krise führen, so Wolfersdorf, würden immer schwächer. Am Ende entfache sich die Depression von selbst.

Falls es Ihnen momentan widerstrebt, Hilfe anzunehmen, dann tun Sie es für Ihre Familie und Ihre Frau, Ihre Kinder und Ihre Enkel oder Ihre Freunde. Denn auch sie leiden mit Ihnen. Schieben Sie die Gedanken weg, die sich Ihnen bei der Suche nach Hilfe in den Weg stellen: das Gerede der Kollegen, die Schamgefühle oder die Angst, vielleicht nie wieder gesund zu werden. Nehmen Sie Ihren Mut zusammen und holen Sie sich die Hilfe, die Sie brauchen. Depression ist keine Schande oder Schwäche, Depression ist eine behandelbare Krankheit.

In die moderne Therapie der Depression sind heutzutage verschiedene erfolgreiche Ansätze eingebunden. Psychotherapie und Medikamente – das sind die beiden wichtigsten Pfeiler, auf die sich die Behandlung stützt. Seltener kommen Licht- und Elektroschocktherapie oder Schlafentzug und Nervenstimulation zum Einsatz. Neuen Erkenntnissen zufolge haben auch Meditationsformen wie das Achtsamkeitstraining und regelmäßiger Sport eine positive Wirkung. Massagen oder Kneipp'sche Anwendungen, Entspannungsübungen und Akupunktur unterstützen Sie dabei, sich zu erholen und neuen Lebensmut zu fassen. Wenn Sie den Methoden und den Fähigkeiten der Ärzte vertrauen und Sie einigermaßen geduldig sind, ist die Chance erheblich größer, dass es Ihnen bald besser geht.

So entsteht die Depression

Um eine Depression erfolgreich zu behandeln, sollte man zunächst ihre Ursachen kennen. Die sind komplex und bislang nur teilweise verstanden. Experten gehen davon aus, dass mehrere Gründe zusammentreffen müssen, um die Erkrankung auszulösen: biologische Faktoren, bisher im Leben gemachte Erfahrungen, aktuelle Lebensereignisse sowie in der Kindheit und Jugend erlernte Muster, wie man Konflikte, Probleme und unangenehme Gefühle verarbeitet.

Biologische Faktoren: Männer, die an einer Depression erkranken, verfügen über zu wenig Serotonin. Dieser Botenstoff im Gehirn beeinflusst Stimmungen und wirkt darüber hinaus auf verschiedene Hirngebiete, die für Schlaf und Appetit und die Libido verantwortlich sind. Alle depressiven Menschen leiden daher unter ganz ähnlichen körperlichen Symptomen: Sie berichten über Schlafstörungen, haben weniger Appetit und Lust auf Sex. Doch depressiven Menschen mangelt es nicht nur an Serotonin; ihnen fehlt es auch am Stresshormon Noradrenalin und am Glückshormon Dopamin.

Genetische Faktoren: Mehrere Untersuchungen belegen, dass die Depression eine genetische Komponente hat, also zum Teil vererbt wird. So haben Kinder ein erhöhtes Risiko, an einer Depression zu erkranken, wenn auch ein oder beide Elternteile depressiv sind. Allerdings sollte die Rolle der Gene nicht überschätzt werden: Ist ein eineiiger Zwilling depressiv, erkrankt der andere nur in der Hälfte der Fälle – je nachdem, wie stark Umweltfaktoren diese beiden Menschen jeweils beeinflusst haben.

Umweltfaktoren: Abgesehen von den Genen und einem Mangel an Botenstoffen im Gehirn können bestimmte Lebensereignisse das Risiko für eine Depression erhöhen. Traumen in der Kindheit können dazu führen, dass jemand später anfälliger dafür ist. Solche Lebensereignisse sind Missbrauchserfahrungen oder der Verlust eines Elternteils, beispielsweise nach einer Scheidung. Erlebt der Betroffene erneut belastende Lebensereignisse wie den Verlust eines Jobs, die Trennung von einem geliebten Menschen oder eine schwere körperliche Erkrankung, dann ist die Wahrscheinlichkeit, dass er depressiv wird, größer als bei jemandem, der eine unbeschwerte, liebevolle Kindheit hatte.

Pillen gegen das Chaos im Kopf

Heute stehen den Ärzten etwa 30 Wirkstoffe gegen die Depression zur Verfügung. Wie Antidepressiva – so heißen die eingesetzten Medikamente – die Stimmung bessern, darüber gibt es verschiedene Thesen. Doch da man davon ausgeht, dass Depressionen durch einen Mangel an Botenstoffen wie

Serotonin, Noradrenalin und Dopamin im Gehirn ausgelöst werden, gleichen Antidepressiva diesen Mangel wahrscheinlich wieder aus und verbessern so die Übertragung von Reizen zwischen den Nervenzellen.

Ihr behandelnder Arzt wird die Medikamente für Sie abhängig von Ihren Symptomen auswählen. Einige Antidepressiva können die Stimmung verbessern, Ängste lindern und beruhigen. Andere stärken den Antrieb, sie wirken also vor allem aktivierend. Haben Sie also ein wenig Geduld: Es kann vier bis sechs Wochen dauern, manchmal noch länger, bis die Pillen wirken und Ihre Symptome lindern. Setzen Sie die Tabletten nicht eigenmächtig ab, denn dadurch könnte es Ihnen wieder schlechter gehen.

Antidepressiva helfen vor allem schwer depressiven Menschen; sie ermöglichen es ihnen mitunter sogar erst, eine Gesprächstherapie anzufangen und durchzustehen. Bei leichten und mittelschweren Formen wirken einige der Pillen dagegen kaum besser als Scheinmedikamente. Die entsprechenden Studien hatten vor einigen Jahren unter Ärzten und Patienten für großen Aufruhr gesorgt, denn sie brachten zutage, dass die Medikamente, statt die Symptome der Depression zu verscheuchen, vor allem Nebenwirkungen verursachen. Diese können sehr unterschiedlich sein und reichen von Mundtrockenheit, Kopfschmerzen, Übelkeit und Schwindel bis hin zu Verdauungsproblemen und Sinnesstörungen. Das Problem: Manche der Nebenwirkungen sind bei der Zulassung der Stoffe noch gar nicht bekannt, sondern werden erst sichtbar, nachdem Patienten das Medikament über viele Jahre eingenommen haben.

Dass beispielsweise die modernen Serotonin-Wiederaufnahme-Hemmer (SSRI) sexuelle Störungen auslösen können,
ist bekannt und sogar im Beipackzettel vermerkt. Normalerweise verschwinden sie mit dem Absetzen der Medika-
tion wieder. Doch mittlerweile weiß man von mehreren tausend Männern weltweit, dass die von den SSRI ausgelösten
sexuellen Nebenwirkungen nach dem Absetzen nicht oder
nur sehr, sehr langsam zurückgegangen sind. Diese Art von
Beschwerden kennen Experten unter dem Begriff der Post-
SSRI Sexual Dysfunction (PSSD). Zu den bekannten Symptomen zählen eine geringe oder fehlende Libido, Impotenz,
Orgasmusprobleme und genitale Gefühllosigkeit.

Männer klagen vor allem über Müdigkeit, Gewichtszunahme, weniger Lust und Potenz beim Sex. Doch diesen Be-
gleiteffekten ist kein Mann hilflos ausgeliefert: Wen die Pillen
müde machen, der schluckt sie besser am Abend; Sexschwie-
rigkeiten bessern sich, wenn man das Antidepressivum wech-
selt oder ein weiteres Medikament gegen Potenzstörungen
einnimmt; dem wachsenden Bauchumfang lässt sich am besten mit einem ärztlich verordneten Sportprogramm begegnen.

Für den Einzelnen ist es sehr wichtig, die Vor- und Nachteile einer medikamentösen Behandlung abzuwägen. Die
wirksame Dosis kann dabei von Mann zu Mann variieren.
Sollten sich Ihre Beschwerden auch nach mehreren Wochen Behandlung nicht bessern, ist es sinnvoll, den Blut-
spiegel des Wirkstoffs zu messen – und die Menge entsprechend anzupassen. Zudem wirken nicht alle Präparate bei
allen Patienten gleich gut. Besprechen Sie mit Ihrem Arzt,

ob und wann er Ihnen dazu rät, ein anderes Medikament auszuprobieren.

Antidepressiva verändern übrigens weder die Persönlichkeit noch machen sie abhängig. Man kann sie deshalb auch über einen langen Zeitraum nehmen, ohne süchtig zu werden. Wie lange eine Therapie bei Ihnen sinnvoll ist, entscheidet Ihr behandelnder Arzt. Je nachdem, wie schwer Ihre Depression ist, wie lange Sie zum Zeitpunkt der Diagnose bereits krank waren und wie viele depressive Episoden Sie schon durchlebt haben, kann die Therapie mehrere Monate bis Jahre dauern. Sobald sich Ihre Symptome bessern, sollten Sie Ihre Medikamente noch etwa vier bis zwölf Monate weiternehmen. Bei bestimmten Risikofaktoren wie mehreren depressiven Episoden in jüngster Vergangenheit oder Suizidgedanken empfehlen die Fachleute mitunter, sich bis zu fünf Jahre und länger behandeln zu lassen.

Besprechen Sie das Ende Ihrer Tabletteneinnahme mit Ihrem behandelnden Arzt. Er wird Ihnen empfehlen, das Antidepressivum über zwei bis drei Wochen langsam auszuschleichen. Denn ein zu rasches Absetzen könnte zu Entzugssymptomen wie Kopfschmerzen, Übelkeit, Schlafstörungen und Ängsten führen.

Trizyklische Antidepressiva (TZA)

Trizyklische Antidepressiva (TZA) sind die ältesten und am besten untersuchten Medikamente bei einer Depression. Sie sind bereits seit 60 Jahren im Einsatz. Sie hellen die Stimmung auf, lindern Ängste und nehmen den Patienten die Unruhe. Ihr Name beschreibt auch gleichzeitig ihre Struktur – das Molekül besteht aus drei Ringen. TZA wirken, indem sie die Konzentration diverser Neurobotenstoffe wie Serotonin, Noradrenalin und Dopamin im Gehirn erhöhen. Da sie in verschiedene Transmittersysteme eingreifen, lösen sie auch vielfältige Nebenwirkungen aus. Vor allem am Anfang der Therapie klagen die Patienten darüber, dass sie sehr müde sind und sich geistig sowie körperlich sehr schlapp fühlen. Typische Wirkstoffe: Amitriptylin, Clomipramin, Desipramin, Doxepin, Imipramin

Monoaminooxidase-Hemmer

Monoaminooxidase-Hemmer (MAO) wirken vor allem stark antriebssteigernd. Sie hemmen ein Eiweiß, das Serotonin und andere Botenstoffe im Gehirn abbaut. Dadurch erhöht sich die Konzentration von Serotonin. Bei dieser Medikamentensorte müssen Sie auf Tyramin-haltige Lebensmittel wie Käse und Wein verzichten, da sonst Blutdruckkrisen auftreten können. Wegen dieser und weiterer Nebenwirkungen wie Schlafstörungen, Schwindel, Übelkeit, Kopfschmerzen und innerer Unruhe verschreiben Ärzte diese Medikamente nur noch in Ausnahmefällen. Typische Wirkstoffe: Moclobemid, Phenelzin, Selegilin, Tranylcypromin

Selektive Serotonin-Wiederaufnahme-Hemmer (SSRI)

Die SSRI zählen zu den modernen Antidepressiva; mittlerweile sind sie aber auch schon seit 25 Jahren im Einsatz. Bekanntester Vertreter ist Fluoxetin, vielen besser vertraut unter dem amerikanischen Handelsnamen Prozac. SSRI wirken vor allem angstlösend, stimmungsaufhellend und antriebssteigernd. Sie hemmen den Rücktransport des Botenstoffs Serotonin in die Nervenzellen und erhöhen so dessen Konzentration im Gehirn. Ihre Wirkung ist abhängig von der Schwere der Erkrankung: Bei leichten bis mittelschweren Depressio-

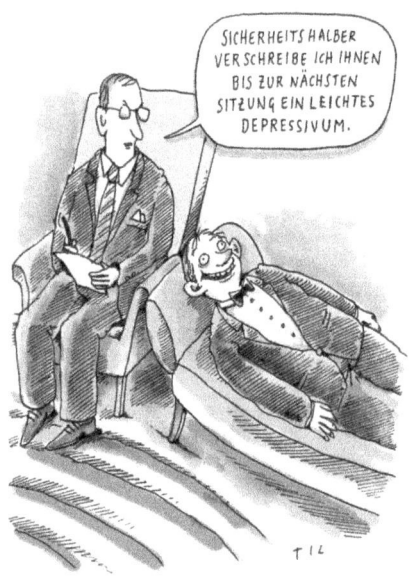

nen wirkten sie in Studien nicht besser als Zuckerpillen. Bei ausgeprägten Depressionen hingegen sprachen doppelt so viele Patienten auf die Therapie an wie auf ein Scheinmedikament. Das Gute an diesen Pillen: SSRI können Ärzte auch älteren Patienten mit Begleiterkrankungen verschreiben; sie sorgen außerdem seltener für Gewichtsprobleme als andere Antidepressiva. Der Wirkstoff Fluoxetin löst allerdings bei Diabetikern gehäuft Unterzuckerungen aus; sie müssen deshalb vor allem zu Beginn der Therapie häufiger ihren Blutzucker kontrollieren. Patienten berichten unter der Therapie außerdem über Schlaf- und Appetitstörungen und sind aggressiver. Nach wie vor ist unklar, ob es unter SSRI-Einfluss häufiger zu Suiziden kommt. Typische Wirkstoffe: Citalopram, Escitalopram, Fluoxetin, Fluvoxamin, Paroxetin, Sertralin

Serotonin-Noradrenalin-Wiederaufnahme-Hemmer (SNRI)

Die SNRI funktionieren ähnlich wie die SSRI, greifen aber in den Regelmechanismus zweier Botenstoffe ein: Sie steigern die Konzentration von Serotonin und Noradrenalin im Gehirn, verbessern die Signalwirkung und entfalten dadurch ihre antidepressiven Effekte. SNRI hellen die Stimmung auf und wirken antriebssteigernd; in ihren Nebenwirkungen ähneln sie den SSRI. Typische Wirkstoffe: Venlafaxin, Duloxetin

Noradrenalin-Wiederaufnahme-Hemmer (NARI)

Die NARI gehören zu den neueren Wirkstoffen und steigern die Konzentration von Noradrenalin im Gehirn. In Wirkung und Nebenwirkungen ähneln sie den SSRI und den SNRI. Typischer Wirkstoff: Reboxetin

Alpha-2-Antagonisten (NaSSA), auch: moderne tetrazyklische Antidepressiva

NaSSA oder noradrenerge und spezifisch serotonerge Antidepressiva verschreiben Ärzte vor allem dann, wenn ihre Patienten über innere Unruhe, Schlafstörungen und Grübelei berichten. Sie haben eine beruhigende Wirkung, machen dadurch aber auch sehr müde. Die Medikamente erhöhen die Konzentration des Botenstoffs Noradrenalin im Gehirn. Das Gefährliche: Sie können schwere Blutbildveränderungen herbeiführen und eine sogenannte Agranulozytose auslösen, bei der die Granulozyten, eine Untergruppe der weißen Blutkörperchen, stark vermindert sind. Bei grippeähnlichen Symptomen – ein Indiz für den Zellabfall – sollten Sie das Medikament deshalb unbedingt absetzen. Typische Wirkstoffe: Mirtazapin, Mianserin

Lithiumsalze

Lithium beugt vor allem Rückfällen bei manisch-depressiven Formen der Depression vor; es beeinflusst aber auch die Schwere und Länge von Rückfällen positiv. Ärzte setzen es außerdem erfolgreich bei suizidalen Menschen ein. Lithium findet auch bei Patienten Verwendung, die andere Medikamente nicht vertragen oder bei denen bisherige Antidepressiva nicht ausreichend wirken. Am Ende einer Therapie sollte Lithium sehr langsam ausgeschlichen werden (pro Monat eine halbe Tablette), sonst können erneute Krankheitsphasen auftreten, die mitunter schlechter auf Lithium ansprechen als vor Beginn der ersten Lithiumeinstellung. Lithium lässt sich relativ schwierig dosieren; der Grat zwischen Wirkung und Überdosierung mit Vergiftungserscheinungen wie Übelkeit, Erbrechen, Durchfall, Sehstörungen, Verwirrtheit und lebensbedrohlichem Koma ist schmal. Deshalb misst Ihr behandelnder Arzt regelmäßig den Lithiumspiegel im Blut.

Was außerdem hilft

Neben den spezifischen Arzneien gegen depressive Beschwerden schlucken viele Patienten Präparate, die nicht ausschließlich antidepressiv wirken. Beruhigungsmittel oder Benzodiazepine lindern zum Beispiel Ängste, können Schlafstörungen bessern und die Zeit überbrücken, bis die Antidepressiva wirken. Da bei ihnen Suchtgefahr besteht, dürfen Sie die Benzodiazepine nicht länger als zwei Wochen einnehmen. Ein längerer Gebrauch kann die Depression sogar verstärken.

Mittel- und niedrigpotente Neuroleptika, die die Ärzte bei Depressionen verordnen, wirken vor allem dämpfend. Sie kommen bei Unruhezuständen und Schlafstörungen zum Einsatz, falls Antidepressiva allein nicht ausreichen. Hochpotente Neuroleptika verschreiben die Ärzte am ehesten dann, wenn es sich um eine sogenannte wahnhafte Depression handelt, beispielsweise mit Versündigungs- oder Verarmungswahn. Beim Verarmungswahn sind die Betroffenen davon überzeugt, arm zu sein oder zukünftig zu verarmen, obwohl sich an ihrer finanziellen Situation nichts verändert hat, während sie sich beim Versündigungswahn die Schuld an Ereignissen geben, mit denen sie nichts zu tun haben.

Rückfälle lassen sich auch durch Carbamazepin und Valproinsäure verhindern. Diese beiden Wirkstoffe werden normalerweise bei der Therapie von epileptischen Anfällen eingesetzt.

Absolution für Antidepressiva

Keine zehn Jahre ist es her, da veranlasste die amerikanische Zulassungsbehörde FDA, dass Antidepressiva mit Suizidwarnhinweisen für Kinder und Jugendliche versehen wurden. Im Jahr 2006 erweiterte die FDA diese Warnung auf junge Erwachsene von 18 bis 25 Jahren. Besonders die sogenannten SSRI oder Serotonin-Wiederaufnahme-Hemmer waren den Behörden ein Dorn im Auge. Ihre an triebsteigernde Wirkung, so die Begründung, erhöhe in den ersten Wochen der Behandlung das Risiko für einen Selbstmord. Eine im Fachmagazin *Archives of General Psychiatry* erschienene Studie räumte zum Jahresbeginn 2012 nun mit diesem Vorbehalt auf: Das Antidepressivum Fluoxetin verstärkt weder Suizidgedanken noch erhöht es die Lebensmüdigkeit bei Kindern und Jugendlichen. Für ihre Erkenntnisse hatten der Gesundheitswissenschaftler Robert Gibbons von der Universität Chicago und seine Mitstreiter die Daten von über 9000 Patienten, darunter 708 Jugendliche, aus 41 Studien reanalysiert. Die Forscher widersprachen mit ihren Ergebnissen den früheren Veröffentlichungen. Experten zufolge sollten Kinder dennoch nie Medikamente verschrieben bekommen, ohne gleichzeitig auch eine Psychotherapie zu erhalten.

Aufgrund der aktuellen Daten von Gibbons & Co. könnten die Suizid-Warnhinweise für Kinder, Jugendliche und junge Erwachsene auf den Beipackzetteln einiger Antidepressiva hinfällig sein. Grund für diese drastische Maßnahme war eine 2003 veröffentlichte Studie, die eine geringe, aber signifikante Zunahme von Suizidgedanken bei jungen Probanden ermittelt hatte. »Suizide sind bei Kindern unter zwölf Jahren sehr selten, nehmen dann aber deutlich zu«, erklärt der Depressionsforscher Manfred Wolfersdorf. Als Gründe nennen die Teenager Gefühle wie Einsamkeit und sich nicht geliebt fühlen, Wut, Ärger und Enttäuschungen.

Die drastische Maßnahme der FDA hatte jedoch ungeahnte

Auswirkungen: Danach sank in den USA die Diagnose Depression bei Teenies um mehr als ein Drittel, bei Kindern um knapp die Hälfte. SSRI wurden viel seltener rezeptiert. Gleichzeitig stiegen die Suizidraten. »Diese unerwünschten Folgen der Warnung sind fatal«, sagt Wolfersdorf. Denn die größte Gefahr für einen Suizid sei noch immer die Nichtbehandlung einer Depression. Das bestätigte auch die Neurowissenschaftlerin Anita Thapar von der Universität Cardiff jüngst in der Ärztezeitschrift *The Lancet.* Neben einem erhöhten Suizidrisiko nehmen junge Leute mit einer unbehandelten Depression häufiger Drogen, haben vermehrt große soziale und schulische Schwierigkeiten und teils lebenslange Gesundheitsprobleme.

Einmal diagnostiziert, hat sich übrigens die kombinierte Behandlung aus Pillen und Gesprächstherapie als besonders effektiv erwiesen. Vor allem die sogenannte Kognitive Verhaltenstherapie zeigt gute Erfolge. Hierbei lernen die jungen Leute positives Denken und Strategien zur Problembewältigung.

Hilfe aus der Natur

Hilfe kommt auch von Mutter Natur: Mit Johanniskraut schaffen es viele Patienten, sanft ihrem Stimmungstief zu entkommen. Johanniskraut ist das einzige pflanzliche Medikament, das nachweislich antidepressiv wirkt. Wahrscheinlich ist Hyperforin der entscheidende Bestandteil; es verhindert ähnlich wie die zahlreichen synthetischen Medikamente, dass die Transmitter Serotonin, Noradrenalin, GABA (Gamma-Aminobuttersäure), Dopamin und Glutaminsäuren wieder in die Nervenzellen aufgenommen werden, und erhöht so deren Konzentration im Gehirn. Johanniskraut wirkt übrigens – wie die allermeisten Antidepressiva auch – verzögert: Rechnen Sie mit etwa zwei Wochen.

Lange traute die Wissenschaft dem Stoff lediglich Effekte bei leichten bis mittelschweren Depressionen zu; mittlerweile gibt es Nachweise dafür, dass Johanniskraut auch bei starker Gemütsschwere gut wirkt. In einer Übersichtsarbeit, für die Wissenschaftler 29 Studien mit etwa 5000 Patienten ausgewertet hatten, war Johanniskraut bei einer schweren Depression ähnlich gut wirksam wie die synthetischen Antidepressiva. Gleichzeitig war der Naturstoff verträglicher.

Mediziner empfehlen, mindestens 900 Milligramm täglich davon einzunehmen; mitunter wird auf Anraten der Ärzte sogar das Doppelte geschluckt. Achtung: Johanniskraut gibt es nicht nur in der Apotheke, sondern auch in Drogerie- und Supermärkten; oft jedoch sind diese Produkte unterdosiert. Und auch wenn Johanniskraut aus der Natur kommt, es ist ein Medikament, das auch Nebenwirkungen hat. So kann es gemixt mit anderen Antidepressiva Übelkeit, Angst, Rastlosigkeit und sogar Verwirrungen auslösen. Sprechen Sie deshalb eine kombinierte Einnahme unbedingt mit Ihrem Arzt ab. Das Präparat kann auch die Wirkung anderer Medikamente stören, deshalb sollten Sie Johanniskraut in hohen Dosierungen nie eigenmächtig einnehmen. Meiden Sie Sonne und

Solarium, solange Sie ein Johanniskraut-Präparat einnehmen, denn es macht die Haut empfindlich gegenüber Sonnenstrahlen.

Die Macht der Worte

Aus biologischer Sicht werden Depressionen durch das Chaos an Botenstoffen im Gehirn ausgelöst. Insofern liegt es nahe, dieses Chaos mit Hilfe von Medikamenten zu stabilisieren. Doch bei den meisten leichten und mittelschweren Depressionen ist fragwürdig, ob das etwas bringt. Geeigneter ist offenbar eine Psychotherapie – die zweite wichtige Behandlungssäule. Wörtlich übersetzt bedeutet das »Therapie der Seele«. Auch bei schwereren Depressionen sind psychotherapeutische Maßnahmen unerlässlich. Unter Umständen bekommen Sie begleitend Medikamente, die Ihre Psyche so weit stabilisieren, dass Sie die Sitzungen bewältigen können.

Die Psychotherapie ist eine auf Wochen oder Monate angelegte Gesprächstherapie. In der Verhaltenstherapie besprechen Therapeut und Patient Handlungsanweisungen für bestimmte Situationen. Psychoanalyse und tiefenpsychologisch fundierte Psychotherapie schaffen eine Verbindung zwischen aktuellen Reaktionen und Gefühlen sowie Erlebnissen und Erfahrungen in Kindheit und Jugend. Auch Kurzzeitbehandlungen wie die Interpersonelle Psychotherapie (ITP) haben sich bei Depressionen als hilfreich erwiesen. Die IPT greift konkrete Probleme auf, die depressionsauslösend sind. Dazu gehören tiefgreifende Lebensveränderungen, Einsamkeit oder zwischenmenschliche Konflikte. Gegen Depressionen wirken vor allem Verhaltenstherapie und interpersonelle Therapie besonders gut. Im Dialog mit einem Psychotherapeuten sollen sie die Einstellung des Patienten zum Leben und den Umgang mit Problemen und Schwierigkeiten grundsätzlich verändern.

Ziele der Psychotherapie:
- Artikulation eigener Gefühle und Befindlichkeiten
- Verarbeitung interpersoneller Probleme
- Behandlung von Begleiterscheinungen wie Suchterkrankungen
- Wieder die Autonomie und Verantwortung für das eigene Leben erlangen, statt anderen die Schuld dafür zu geben

Häufig lassen sich diese Probleme und Schwierigkeiten auf in der Kindheit erlernte Erfahrungen und Muster zurückführen. »Die Entfremdung von den eigenen Gefühlen entsteht schon in Kindheit und Jugendalter und ruft am Ende den typisch männlichen Umgang mit Problemen hervor«, sagt der Psychiater und Psychotherapeut Manfred Wolfersdorf. In der Therapie überdenkt der Patient diese Erfahrungen, sucht nach neuen Wegen und »überschreibt« die alten Mechanismen. Dadurch ist er in zukünftigen Konfliktsituationen gewappnet und kann althergebrachte Muster vermeiden, die ihn bisher in die Krise gestürzt haben.

»Weil Männer dazu neigen, erst mal alles abzulehnen, was

mit ›Psycho‹ zu tun hat, müssten sie spezieller informiert und motiviert werden«, sagt Wolfersdorf. Für Männer eigne sich eine Verhaltenstherapie besonders gut, denn hier könnten sie mehr handeln als reden. Doch trotz guter Erfolgsraten brechen viele die Therapie innerhalb der ersten drei Monate ab. Häufige Begründungen: Das Gerede bringt mir nichts. Was soll ich da. Mir geht's wieder gut. Die wahren Gründe sind aber oft andere: Angst, Scham und Ungeduld. Deshalb hat der Psychotherapeut am Anfang die wichtige Aufgabe, die Männer für eine Psychotherapie zu motivieren.

»In den Therapiebehandlungen begriff ich, dass mir ein Therapeut nur dann helfen kann, wenn ich bereit bin, mich zu öffnen. Wenn ich erzähle, was mich bewegt, quält und beschäftigt, dann habe ich eine reelle Chance auf Hilfe. Anfänglich scheute ich mich davor. Ich glaubte, durch Offenheit, so wie früher bei meinen Eltern und Lehrern häufig erlebt, Unannehmlichkeiten zu erfahren. Häufig verstand ich nicht, was der Therapeut mir sagte, tat aber so, als sei alles o.k. für mich. Später fiel es mir dann nicht mehr schwer, mich dem Therapeuten gegenüber zu erklären, wenn ich ein konkretes Beispiel nicht verstand und deshalb um eine andere Aussage bat. Auch war ich mutiger, auf Hilfsangebote mit »nein« zu reagieren, wenn ich fühlte, dass das Angebot mich überforderte, nicht überzeugte oder nicht meiner Mentalität entsprach. Bis ich allerdings so weit war, war es ein steiniger Weg.« (nach einem Fall aus dem Männergesundheitsbericht Berlin-Lichtenberg 2010)

Die therapeutischen Gespräche können offenbar Prozesse im Gehirn genauso gut beeinflussen wie Medikamente; allerdings setzt ihre Wirkung oft noch später und mitunter ganz unbemerkt ein. Vielleicht zeigt sich auch erst im nächsten Krisenfall, was Sie sich in den vergangenen Monaten erarbeitet haben.

Antidepressiva und Psychotherapie setzen dabei an unterschiedlichen Orten im Gehirn an: Die Pillen zielen auf das Gefühlszentrum im Gehirn, in dem ständig negative Gedanken entstehen.

Die Verhaltenstherapie dagegen wirkt vermutlich auf einen bestimmten Bereich der Hirnrinde, den sogenannten präfrontalen Cortex in der Stirnregion. Hier spielen sich viele Prozesse ab, die uns zu dem machen, was wir sind. Der präfrontale Cortex steuert unsere Emotionen und gleicht diese mit unseren Erfahrungen ab, sodass wir in Situationen entsprechend reagieren. Während die linke Hälfte vor allem für positive Gefühle zuständig ist, registriert die rechte Seite Erlebnisse und Erfahrungen, mit denen wir negative Emotionen verbinden.

Kognitive Verhaltenstherapie (KVT)

All unsere Gedanken bestimmen, was wir fühlen, wie wir uns verhalten oder körperlich reagieren. Davon gehen die Verfechter der sogenannten Kognitiven Verhaltenstherapie aus. Sie führen unser gesamtes Fühlen, Denken und Handeln auf Lernvorgänge zurück – die sich wieder verändern lassen –, auch negative Gefühle, die psychische Probleme oder Störungen auslösen.

Wie der Name schon vermuten lässt, findet zunächst ein kognitiver oder einsichtiger Prozess statt: Der Patient erkennt, welche Gedanken, Gefühle und Handlungen seine Krankheit auslösen und welche Konsequenzen sie für seine Seele haben. In einem nächsten Schritt vereinbaren Therapeut und Patient bestimmte Aufgaben. Der Mann trainiert Situationen, die ihn normalerweise belasten. Wer sich vor einem Behördengang drückt, muss beim Amt einen Termin wahrnehmen. Wer sich seit Monaten nicht mehr bei den Freunden gemeldet hat, verabredet sich mal wieder auf ein Bier. Dabei entstehen positive Erfahrungen: Der Antrag beim Amt war unproblematisch und der Freund verständnisvoll. Diese kleinen Erfolgserlebnisse erzeugen positive Gedanken und gute Gefühle – und werden nach und nach verinnerlicht. Neue Erfahrungen ersetzen die alten Gewohnheiten. Der Therapeut bekräftigt und verstärkt diese positiven Erfahrungen. So werden die depressiven Symptome nach und nach abgebaut. Beim genauen Blick auf Krisenauslöser wie eine Trennung oder Kündigung schauen sich Therapeut und Patient an, welche Gedankengänge die schlechten Gefühle damals ausgelöst haben. Wurde mir gekündigt, weil ich nicht genug geleistet habe – oder musste die Firma Insolvenz anmelden? Hat mich meine Frau verlassen, weil ich ein Versager bin – oder haben wir als Paar einfach nicht harmoniert?

Wichtig ist auch, dass Sie auf eventuelle Rückfälle gut vorbereitet sind. Deshalb sollten Sie die Therapie nicht gleich abbrechen, sobald sich Ihr Befinden bessert. Im Gegenteil – auf lange Sicht trotzen Sie der Depression nur, wenn Sie keinerlei Krankheitszeichen mehr haben. Normalerweise sind für eine Verhaltenstherapie 25 Sitzungen à 50 Minuten vorgesehen. Sammeln Sie in dieser Zeit gute Argumente gegen schlechte Gefühle, seien Sie gewappnet für Situationen, in denen depressive Gedanken wieder von Ihnen Besitz ergreifen wollen.

Interpersonelle Psychotherapie (IPT)

Die interpersonelle Therapie ist eine Kurzzeittherapie über 12 bis 20 wöchentliche Sitzungen. Im Anschluss kann es hilfreich sein, die Sitzungen in einem monatlichen Rhythmus fortzuführen. Die IPT ist international anerkannt und zählt zu den am besten überprüften Behandlungen bei einer Depression. Allerdings ist sie in Deutschland nicht flächendeckend verbreitet, und auch die Krankenkassen zahlen bislang nicht dafür. In der Schweiz lassen sich entsprechende Therapeuten über die Schweizerische Gesellschaft für Angst und Depressionen finden (*www.sgad.ch*); in Österreich findet man diese Psychotherapeuten beispielsweise über *www.depressionen.at.*

Die IPT bietet sich an, wenn es um ein konkretes Problem geht, für das sich der Mann eine schnelle Lösung erhofft. Sie richtet sich beispielsweise auf aktuelle zwischenmenschliche Probleme, die mit der depressiven Episode in Zusammenhang stehen. Dazu gehören Verlust und Trauer, Beziehungsprobleme oder Rollenwechsel und Lebensveränderungen wie die Geburt eines Kindes sowie zwischenmenschliche Konflikte. Mit Hilfe der Therapie sollen die degressiven Symptome vermindert werden. Gleichzeitig soll die Therapie dabei helfen, zwischenmenschliche und psychosoziale Stressoren als weniger belastend zu erleben und sie besser zu bewältigen.

Der Therapeut nimmt eine aktiv unterstützende und hoffnungsvermittelnde Rolle ein und fungiert als »Advokat« des Patienten. Er hilft beispielweise, problematische Aspekte positiv umzuformulieren, und wirkt bei unangenehmen Entscheidungen unterstützend.

Auf Therapeutensuche

Die Suche nach einem Therapeuten fällt vielen Menschen in der Krise schwer. Achten Sie darauf, dass die Praxis nach Möglichkeit in Ihrer Nähe ist, damit Sie die Sitzungen gut in Ihren Alltag integrieren können. Psychotherapeuten finden Sie in den Gelben Seiten unter »Psychotherapie«, »Ärzte für psychotherapeutische Medizin« oder »Ärzte für Psychoanalyse und Psychotherapie«. Oder Sie wenden sich an Ihre Krankenkasse, die Ihnen Adressen von Vertragspsychotherapeuten in Ihrer Nähe geben kann. Verschiedene Fachverbände und Gesellschaften, wie der Berufsverband Deutscher Psychologen oder die Bundespsychologenkammer, haben in den letzten Jahren im Internet Suchmaschinen eingerichtet, wo Sie gezielt nach Therapeuten in Ihrer Umgebung suchen können. Auch die kassenärztlichen Vereinigungen geben Auskunft.

Selbst wenn es zunächst mühsam scheint: Nehmen Sie sich Zeit, den richtigen Therapeuten zu finden. Sie haben die Möglichkeit, während der ersten fünf Termine herauszufinden, ob Sie beide zusammenpassen. Nur wenn Sie wirklich ein Vertrauensverhältnis aufbauen können und bereit sind, sich diesem Menschen zu öffnen, können Sie nachhaltig etwas für Ihre Gesundheit tun. Denn als Schlüssel zum Erfolg der Psychotherapie gilt die Beziehung zwischen Therapeut und Patient – unabhängig von der Art der Behandlung.

Achtsamkeit – Kraft aus dir selbst

Wer sich die Zeit nimmt und sich einmal selbst beobachtet, wird schnell bemerken: Häufig sind wir mit unseren Gedanken bei Situationen in der Zukunft oder in der Vergangenheit. Und kreisen dadurch oft in einer negativen Gedankenwelt: Warum haben wir damals den tollen Job nicht bekommen, weshalb beim Hauskauf vor fünf Jahren nicht zugeschlagen, was werden die Kollegen wohl denken, wenn man mit der neuen Praktikantin zum Mittagessen geht.

Der lebendige und gesunde Kontakt zum Hier und Jetzt geht dabei verloren. In der schnelllebigen Welt von heute ist der einzelne Moment nichts mehr wert. Keine Sekunde bleibt ungenutzt. Wir checken die neuesten Nachrichten zeitgleich zum Frühstück, beantworten E-Mails und chatten im selben Moment, telefonieren beim Kochen oder Wäscheaufhängen.

Achtsam handeln heißt genau das Gegenteil: sich voll und ganz dem zuwenden, was man gerade macht oder was gerade passiert, ohne die Geschehnisse oder Gedanken zu bewerten. Stress und negative Gedanken werden damit nachhaltig reduziert, Ruhe und Gelassenheit verstärken sich. Wer es schafft,

Dinge und Gefühle nicht immer gleich zu beurteilen, kann sich auch von Themen leichter lösen, die sonst Ängste, Unwohlsein und depressive Verstimmungen hervorrufen. Achtsamkeit trainieren heißt den Moment bewusst wahrnehmen, ohne ihn zu bewerten. Achtsamkeit schärft das eigene Körperempfinden, stärkt die Gefühlskontrolle und lässt den Geist »gesunden«. Achtsam sein bedeutet gegenwärtig und akzeptierend sein, eine der wichtigsten Qualitäten unseres Bewusstseins. Achtsamkeit bringt uns in Kontakt mit unserer Mitte und hat sich als Königsweg zur inneren Ruhe entpuppt.

Therapeuten setzen die Achtsamkeitsmeditation mittlerweile zunehmend bei der Behandlung depressiv Kranker ein. Lange galt Meditieren als das Vergnügen einzelner Spiritueller, die nach dem Sinn des Lebens suchten und auf Goa oder Gomera nicht fündig geworden waren. Anfang der 1980er Jahre jedoch begann der amerikanische Molekularbiologe und Gründer der Stress Reduction Clinic, Jon Kabat-Zinn, Achtsamkeitsübungen und -meditation in die Behandlung von Stress, Angst und Depression einzubinden. Er wollte die Erfahrungen, die er selbst bei buddhistischen Meditationen erlebt hatte, anderen kranken Menschen zugänglich machen. Mit Erfolg: Sein Programm der Mindfulness-Based Stress Reduction (MBSR) greift auf Elemente aus den Lehren von Hatha Yoga, Vipassana und Zen zurück und hat bis heute Gültigkeit. Gerade Menschen mit einer Depression fällt es häufig schwer, sich aus Grübelschleifen zu befreien. Durch die Achtsamkeitsübungen trainieren sie intensiv, um zukünftig mit ihren Gedanken vermehrt im Hier und Jetzt zu sein. Im Achtsamkeitstraining lernen die Teilnehmer auch, weniger hart zu

sich selbst zu sein und stattdessen fürsorglich mit sich umzugehen. Eine halbe bis dreiviertel Stunde täglich sollte Mann
sich für die Meditationsübungen Zeit nehmen.

Mittlerweile belegen auch Studien die Wirkung der Achtsamkeit bei Depressionen. Vielen depressiven Menschen ging
es nach einem achtwöchigen MBSR-Kurse nachweislich besser. Sie klagten seltener über quälende, negative Gedanken
und zeigten insgesamt weniger Anzeichen einer Depression.
Die MBSR dient aber nicht nur dazu, eine akute Depression
zu verbessern. Sie kann auch erneuten Episoden vorbeugen.
Eine weitere Studie ergab, dass die Wahrscheinlichkeit eines
Rückfalls innerhalb eines Jahres um die Hälfte sank.

Computer statt Couch

Die Idee ist nicht neu: Therapie auf Distanz. Schon vor 40 Jahren gab es erste Fürsprecher der sogenannten Telepsychiat-
rie. Während es hierzulande bislang nur zögerlich Angebote
gibt, ist die Teletherapie in den USA weiter verbreitet. Auf
www.copetoday.com beispielsweise können Nutzer für 33 US-
Dollar pro 15 Minuten einen geeigneten Therapeuten per
Live-Chat, Telefon und Videotelefonat kontaktieren und sich
beraten lassen.

Auch andere Fachgebiete nutzen die Ferntherapie. Die
Anfänge der Telemedizin gehen in die 1980er Jahre zurück,
als Ärzte Astronauten, Bohrinsel-Personal oder Forscher auf
Expeditionen überwachten. Heute ist Fernmedizin vor allem
in dünn besiedelten Gebieten angesagt, wo der nächste Arzt

fern ist. Auch Soldaten in Kriegsgebieten wie Afghanistan werden mitunter telemedizinisch betreut. Herzleiden, Schlaganfälle, Asthma oder Gerinnungsstörungen – die Technik ermöglicht mittlerweile die Betreuung fast jeder chronischen Erkrankung.

Bei Depressionen könnten Videotelefonate und Online-Chats vor allem den Menschen helfen, die es ablehnen, in eine Praxis zu gehen, oder die sich seelisch oder körperlich nicht dazu in der Lage fühlen. Klient und Therapeut kommunizieren während der Therapie ausschließlich über das Internet. Wer hier mitmacht, kann in seiner vertrauten Umgebung sprechen oder schreiben. Die Sitzung muss auch nicht ausfallen, wenn der Patient im Urlaub oder auf Dienstreise ist.

Basis der Internet-Therapie ist die Kognitive Verhaltenstherapie, die auch bei Männern sehr gut wirkt. Bei dieser Therapieform geht es vor allem darum, negative Gedanken zu erkennen und Verhaltensweisen im Alltag zu verändern.

Eine weitere Möglichkeit der Therapie via Web: extra programmierte Computerangebote für Menschen mit Depressionen. Sie können die mitunter recht lange Wartezeit bis zum ersten Gespräch mit dem Therapeuten überbrücken. Das verhindert, dass sich Symptome verschlechtern oder die Erkrankung chronisch wird. Männer, die von Natur aus eher therapiescheu und dabei gleichzeitig technikaffin sind, könnten sich dadurch leichter zu einer Therapie entschließen. Ein zusätzlicher Vorteil für Menschen die sich für ihre Krankheit schämen: Im Netz bleiben sie sicher anonym.

Eines der hierzulande angebotenen Programme heißt Novego (Infos unter *www.novego.de*), das genau wie Deprexis (siehe weiter unten) auch aus der Schweiz und Österreich genutzt werden kann. Novego versteht sich als Ergänzung zu bestehenden Therapiemöglichkeiten von Menschen mit psychischen Leiden wie Depression, Burnout oder Ängsten. Auch Menschen mit schweren Herzerkrankungen und einer dadurch ausgelösten Depression finden hier spezielle Unterstützung. Ein weiteres in Deutschland angebotenes Programm nennt sich Deprexis (Infos unter *www.deprexis.de*). Es bietet Informationen, Tipps, Übungen und Anregungen, um eine Depression besser zu bewältigen. Auch dieses aus zwölf Modulen bestehende Programm bedient sich vorrangig der Verhaltenstherapie. Gleichzeitig kann der Patient Entspannungsübungen oder Denkanstöße, um Dinge anders zu sehen und neu anzugehen, hier abrufen.

Nach einer Probe-»Sitzung« kann man sich bei Deprexis für 280 Euro einen dreimonatigen Zugang kaufen. In ersten Studien haben vier von fünf Patienten angegeben, dass das Computerprogramm ihnen geholfen habe. Allerdings basieren diese Studienergebnisse auf der Selbsteinschätzung der Patienten und sind damit wissenschaftlich nur begrenzt aussagekräftig.

Doch auch andere Untersuchungen zeigen, dass die Therapie übers Internet bei Erkrankungen wie Depressionen oder Angstzuständen wirksam ist. Eine Metaanalyse aus dem Jahr 2010, in die die Ergebnisse von 21 Studien eingeflossen waren, zeigte keine Wirkunterschiede zwischen angeleiteter Selbsttherapie – wie sie bei Novego oder Deprexis praktiziert wird – und einer Therapie, bei der Psychotherapeut und Patient tatsächlich zusammensitzen. Allerdings sind die berücksichtigten Studien nicht alle von gleich guter Qualität. Das Autorenteam um Pim Cuijpers von der Universität Amsterdam empfiehlt, die Psychotherapie unter vier Augen nicht unbedingt durch die Selbsttherapie zu ersetzen. Besser erschien es ihnen, die Möglichkeiten beider Interventionen zu kombinieren, sodass sich die Vorteile beider Verfahren ergänzen.

Depressive unter sich

In Deutschland gibt es mittlerweile an die 90 Depressionsstationen, angeschlossen meist an eine größere psychiatrische Klinik. Damit bietet etwa jedes zweite Fachkrankenhaus die Diagnostik, Therapie und Pflege von schwer depressiven Menschen an. Auch in der Schweiz und in Österreich behandeln Ärzte, Therapeuten und Sozialarbeiter depressive Menschen auf gesonderten Stationen, um der Krankheit mit all ihren Ausprägungen gerecht zu werden.

Der Bayreuther Psychiater Manfred Wolfersdorf gründete in Deutschland 1976 die erste Depressionsstation im Zentrum für Psychiatrie Weisenau, das zur Universität Ulm gehört.

Überwiegend werden hier Menschen behandelt, die einen Selbstmordversuch hinter sich haben, an einer sogenannten psychotischen Depression mit Wahnvorstellungen leiden oder die als Folge einer schweren körperlichen Erkrankung depressiv geworden sind.

Die Depressionsstationen arbeiten alle nach dem gleichen

Konzept, das Psychotherapie, Medikamente und psychosoziale Elemente sowie Aspekte der Selbsthilfe miteinander kombiniert. Diese Mischung hat sich als besonders hilfreich erwiesen. Denn so werden nicht nur die akuten Symptome der Depression behandelt. Die Patienten lernen, auch außerhalb der Station wieder in ihrem Umfeld klarzukommen und so unabhängig und selbstständig wie möglich ihren Alltag zu leben. Dafür entwickeln die Therapeuten gemeinsam mit den Patienten während der stationären Therapie Strategien, mit denen es ihnen gelingt, ihre individuellen Ressourcen und Probleme zu berücksichtigen und den Alltag zu bewältigen.

Ein interdisziplinäres Team aus Ärzten, Psychologen, Ergo-, Kunst- und Physiotherapeuten kümmert sich um die ganzheitliche Betreuung der Patienten.

Ein besonderes Angebot für Männer mit Depressionen hat das Klinikum Wahrendorff im niedersächsischen Sehnde: Hier wurde im Sommer 2011 die erste Tagesklinik für depressive Männer eröffnet. Die Tagesklinik bietet den Männern die Möglichkeit, sich in einem geschützten Rahmen auf sich zu konzentrieren und sich mit Hilfe eines professionellen Behandlungsteams um ihre körperliche und seelische Gesundheit zu kümmern. Besondere Berücksichtigung finden bei der Behandlung typisch männliche Bewältigungsstrategien wie erhöhter Suchtmittelkonsum, riskantes Verhalten, Rückzug und Isolation sowie Reizbarkeit, Ärger und Impulsivität. Für die Behandlung in der Tagesklinik reicht eine Einweisung zur stationären Krankenhausbehandlung.

»Ich habe geglaubt, ich brauche so einen Mist wie Gruppengespräche nicht. Dann aber habe ich schnell gemerkt, wie gut sich das anfühlt, andere Betroffene zu treffen, endlich verstanden zu werden. Der Aufenthalt in der Klinik hat mir das Leben gerettet.«
(Wolfgang K., 55 Jahre, Postzusteller)

Aktivitäten im Rahmen der Therapie:
- Gespräche
- Psychoedukation und Beratung
- Sozialtraining und andere übende Verfahren
- Musik-, Bewegungs- und Ergotherapie
- Psychotherapie

Lichttherapie & Co.

Neben Psychotherapie und Medikamenten gibt es viele weitere Therapiemöglichkeiten – sie eignen sich je nachdem, wie schwer der Patient erkrankt ist. Einige Behandlungen wie Schlafentzug und Elektroschock wenden die Ärzte nur bei schwer depressiven Patienten an. Andere wie die Lichttherapie, Akupunktur oder Entspannungstechniken ergänzen die klassisch-medizinische Behandlung. Sie sind meist Bestandteil einer stationären Therapie, werden aber auch bei einer ambulanten Behandlung eingesetzt.

Die Kraft der Erleuchtung

Die positive Wirkung des hellen Lichts auf den Menschen wurde vor etwa 30 Jahren entdeckt. Keine der wissenschaftlichenThesen konnte bislang die therapeutischen Lichteffekte hinreichend erklären. Offenbar werden die Erfolge jedoch allein durch den Lichteinfall auf die Netzhaut ausgelöst. Ein Erklärungsversuch geht davon aus, dass das Licht auf der Netzhaut Rezeptoren aktiviert, die dafür sorgen, dass das Gehirn vermehrt Glückshormone und wichtige Botenstoffe ausschüttet. Gleichzeitig stimuliert Licht die Regulation innerer Rhythmen.

Vor allem Menschen mit einer Winterdepression sprechen gut auf eine Lichttherapie an. Vermutlich führt der winterliche Mangel an Tageslicht dazu, dass das Gehirn vermehrt Melatonin ausschüttet. Durch den Überfluss des Schlafhormons fühlen sich die Betroffenen müde, erschöpft und deprimiert. Die Lichttherapie bremst die Ausschüttung von Melatonin.

Für die Therapie sitzen die Patienten täglich etwa 40 Minuten vor einer speziellen, besonders hellen Lampe mit 2500 bis 10 000 Lux. Zum Vergleich: Das Tageslicht in normalen Räumen hat gerade einmal 300 bis 500 Lux, in hellen Büros 500 bis 1000 Lux.

In der dunklen Jahreszeit kann selbst Tageslicht in Verbindung mit körperlicher Bewegung einer depressiven Stimmung vorbeugen. Prof. Volker Faust von der Arbeitsgemeinschaft Psychosoziale Gesundheit nennt das den »Gesundmarsch bei Tageslicht«. Er sollte mindestens eine halbe bis eine Stunde täglich dauern, um die Laune zu verbessern.

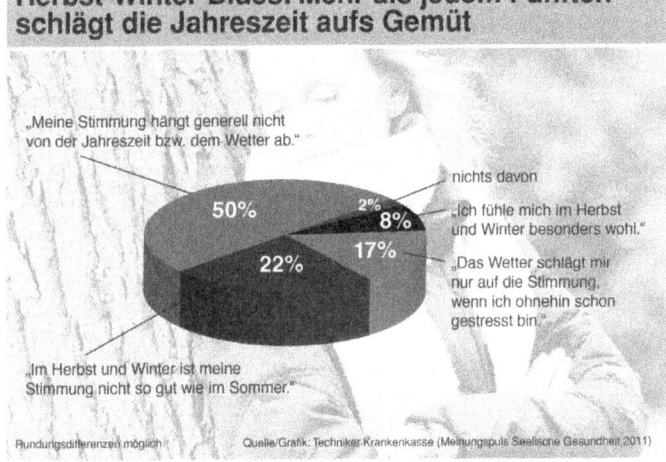

Herbst-Winter-Blues: Mehr als jedem Fünften schlägt die Jahreszeit aufs Gemüt

„Meine Stimmung hängt generell nicht von der Jahreszeit bzw. dem Wetter ab."

nichts davon

50%

2%
8%

22%

17%

„Ich fühle mich im Herbst und Winter besonders wohl."

„Das Wetter schlägt mir nur auf die Stimmung, wenn ich ohnehin schon gestresst bin."

„Im Herbst und Winter ist meine Stimmung nicht so gut wie im Sommer."

Rundungsdifferenzen möglich   Quelle/Grafik: Techniker Krankenkasse (Meinungspuls Seelische Gesundheit 2011)

Die dunkle Jahreszeit schlägt der Stimmung aufs Gemüt; Quelle: TK

Nadeln für mehr Entspannung

Die Akupunktur ist eine Methode, die aus der Traditionellen Chinesischen Medizin stammt. Befürworter gehen davon aus, dass die Energie im Körper und den Organen über Körperbahnen, sogenannte Meridiane, angeregt oder gedämpft werden kann. Die wenigen vorhandenen wissenschaftlichen Studien bescheinigen der Nadelmethode bei Depressionen allenfalls eine schwache Wirkung. Antidepressiva jedenfalls kann eine Akupunktur nicht ersetzen. Auf vielen Depressionsstationen ist Akupunktur jedoch Teil des ganzheitlichen Therapiekonzeptes: Die Patienten können sich beispielsweise am Ohr akupunktieren lassen, um sich besser zu entspannen.

Augen auf gegen die Schwermut

Beim Schlafentzug oder einer Wachtherapie bleibt der Patient normalerweise die ganze Nacht und den folgenden Tag wach. Schon wenige Minuten Schlaf zwischendurch können die positive Wirkung auf das Gemüt wieder zunichtemachen.

In deutschen Kliniken wird der Schlafentzug häufig in Gruppen durchgeführt; gemeinsame Spiele oder Spaziergänge verkürzen die Zeit des Wachseins.

Etwa zwei Drittel der Patienten fühlen sich am Tag danach deutlich besser, ihre depressiven Symptome beschreiben sie als weniger belastend. Da der Effekt jedoch nur für sehr kurze Zeit anhält, müssen die Patienten immer wieder die Nächte durchwachen. Deshalb hat die Therapie in den vergangenen Jahren an Bedeutung verloren.

Die Idee des Schlafentzugs als Behandlungsmethode stammt von zwei deutschen Psychiatern. Sie hatten beobachtet, dass es Menschen mit einer Depression am nächsten Morgen deutlich besser ging, wenn sie in der Nacht zuvor nicht geschlafen hatten.

Vor allem der sogenannte REM-Schlaf, während dem sich die Augen heftig hin und her bewegen (REM: *rapid eye movement* – schnelle Augenbewegungen), soll durch den Schlafentzug verhindert werden. Denn die REM-Schlafphasen vor allem in den frühen Morgenstunden haben sich in Untersuchungen als Verstärker für eine Depression erwiesen. In REM-Schlafphasen ist das Gehirn ähnlich aktiv wie im wachen Zustand.

Der Schlafentzug beeinflusst außerdem die für eine Depression typischen Schlafstörungen positiv. Bekanntlich leiden depressive Menschen unter Ein- und Durchschlafstörungen und klagen über frühes Erwachen am Morgen. Nach der durchwachten Nacht berichten die Patienten über einen gesünderen Schlaf, der seltener unterbrochen ist.

Eine weitere Möglichkeit ist übrigens ein partieller Schlafentzug. Da viele Patienten vor allem in den Morgenstunden besonders intensive REM-Phasen haben, wird der Schlaf in der zweiten Nachthälfte unterbrochen.

Stromschlag gegen die Depression

Die Elektrokrampftherapie (EKT) oder der Elektroschock ist eine sehr wirksame Methode, die Therapeuten heutzutage wieder öfter anwenden, nachdem sie lange verpönt war. Schon vor über hundert Jahren hatte man gemerkt, dass sich die Stimmung nach einem epileptischen Krampfanfall besserte. Diese Therapie hilft bei schwersten Depressionen, die sich trotz einer medikamentösen Behandlung nicht bessern.

Einer der prominentesten Patienten, der sich dem Elektroschock unterzogen hat, war einst der Schriftsteller Ernest Hemingway.

Für die Behandlung wird unter Vollnarkose ein bestimmtes Hirnareal mit elektrischem Strom durchflutet. Gleichzeitig bekommt der Patient Medikamente, die die Muskulatur entspannen, sodass diese nicht mehr auf den Strom reagiert. Der Krampfanfall findet also tatsächlich nur im Gehirn statt.

Bis zu zwölf Behandlungen werden im Abstand von zwei bis drei Tagen durchgeführt. Die Stimmung bessert sich normalerweise nach frühestens acht Behandlungen. Der optimale Krampf dauert zwischen 15 und 60 Sekunden. Der Stromimpuls aktiviert dabei Nervenzellen, sodass die Hirnrinde Botenstoffe wie Noradrenalin und Serotonin ausschüttet. Das wiederum führt zu neurochemischen Veränderungen im Gehirn, die die Stimmung positiv verändern.

Warum genau die ausgelösten Krampfanfälle die Stimmung positiv verändern, weiß man bis heute nicht genau. Folgende Möglichkeiten bieten eine Erklärung:

- Es werden verstärkt körpereigene Eiweißstoffe freigesetzt, die eine beruhigende Wirkung haben.
- Es fließt mehr Blut durchs Gehirn, was antidepressiv wirken kann.
- Bestimmte Botenstoffe und Hormone werden verstärkt freigesetzt.
- Die Anzahl der Rezeptoren im Gehirn für Botenstoffe wird erhöht.

Magnetstimulation (TMS)

Kliniken bieten die sogenannte Magnetstimulation bislang nur im Rahmen von Studien an. Der Arzt setzt dabei mit einem besonderen Gerät eine Hirnregion in der vorderen linken Hirnhälfte einem starken Magnetfeld aus. Vermutlich normalisiert sich dadurch der Hirnstoffwechsel.

Untersuchungen belegen, dass die Magnetstimulation bei jüngeren Patienten mit leichten bis mittelschweren Beschwerden und chronischer depressiver Verstimmung (Dysthymie) gut wirkt. Gelegentlich erweist sich die Therapie auch dann als günstig, wenn alle anderen Therapien nicht angeschlagen haben.

Vagusnerv-Stimulation

Das Verfahren wird in Deutschland bislang nur in einzelnen Zentren angeboten. Auslöser, das Verfahren der Vagusnerv-Stimulation zu entwickeln, war die Beobachtung, dass der Druck auf den Vagusnerv im Halsbereich mitunter epileptische Anfälle stoppen kann. Der Vagus kommt aus dem Gehirn und verläuft in Richtung der Brusthöhle. Er kontrolliert Körperfunktionen wie Herzschlag und Verdauung, die nicht unserem Willen unterliegen.

Für die Therapie schlingt der Arzt dem Patienten unterhalb des linken Schlüsselbeins Elektroden um den Vagusnerv, die ähnlich wie ein Herzschrittmacher arbeiten und elektrische Impulse aussenden. Der Pulsgenerator ist im Brustbereich unter der Haut implantiert und kann schnurlos von außen mit Hilfe eines Computers programmiert werden. Stromstärke und Impulsrate lassen sich dadurch variieren. Der Nerv wird durchschnittlich alle fünf Minuten für etwa 30 Sekunden stimuliert.

Wie die Vagusnerv-Stimulation wirkt, ist nicht bis ins letzte Detail geklärt. Der Vagus ist jedoch im Gehirn mit wichtigen Schaltzentralen wie dem limbischen System, Hormonsystemen und Kerngebieten wichtiger Botenstoffsysteme verbunden. Sie sind an der Regulation von Gefühlen bei Gesunden sowie depressiven Patienten beteiligt und sollen durch die Stimulation des Vagusnervs wieder harmonisiert werden.

Die Methode eignet sich vor allem für die Patienten, die an schweren Depressionen leiden und bei denen die bisherige medikamentöse Therapie nicht gut gewirkt hat.

Durch die Vagusnerv-Stimulation wird...
- ... die Wachheit des Patienten günstig beeinflusst,
- ... häufig die Stimmungslage verbessert,
- ... oft frühzeitig die Lebensqualität gesteigert.

Bewegung macht gesund

»Diese sportliche Disziplin habe ich in zweierlei Hinsicht schätzen gelernt und als für mich lebenswichtig erkannt: Zum einen war ich auf diese Weise stets körperlich fit, und zum anderen hatte ich mir morgens schon einmal bewiesen, dass ich den Tag überhaupt aktiv angegangen bin. Ich hatte etwas für mich getan, nicht für andere. Beide Effekte taten mir gut, stärkten jeden Tag aufs Neue mein Wohlbefinden und zeigten mir, dass ich nicht nur körperlich lebenstauglich war, sondern auch seelisch. Ich bin nicht vor meinen Depressionen weggelaufen, das kann niemand. Aber es ist mir gelungen, durch eine klare, unumstößliche Struktur der Depression keine Angriffsfläche mehr zu bieten. Ich gestehe unumwunden ein, dass mir das Laufen selbst heute jeden Morgen erst einmal schwerfällt. Aber da ich um den heilsamen Effekt weiß und ihn tief verinnerlicht habe, kann ich mich überwinden. Es be-

*darf dann nur noch der ersten Schritte, bis sich das Gefühl ein-
stellt: Du hast es wieder geschafft, der Tag gehört dir.«* Holger
Reiners in *Das heimatlose Ich*

Auch wenn es Depressiven oft besonders schwerfällt, sich zu
bewegen: Regelmäßige Aktivität hilft gegen die Schwermut.
Der Effekt von körperlichem Training ist bei älteren Menschen
bislang am besten beschrieben. Die körperliche Anstrengung
setzt das Glückshormon Serotonin und andere euphorisierende Endorphine frei. Außerdem sinkt die Konzentration des
Stresshormons Kortison. Die depressive Stimmung hellt sich
auf, das Selbstwertgefühl steigt, die innere Ruhe nimmt zu.
Nicht umsonst raten Psychologen und Psychiater in schwer-
mütigen Phasen zu Bewegung und körperlicher Anstrengung.

Sport wirkt auf vielen Wegen: Er lenkt von depressiven Gedanken ab. Körperliche Fitness und das Erlernen neuer Sportarten muntern auf und stärken das Selbstbewusstsein. Wer
sich bewegt, dem wird klar, dass er selbst aktiv etwas gegen
seine Erkrankung tun kann. Jeder kennt den Kampf gegen den
eigenen inneren Schweinehund. Allein das Gefühl, sich aufge-
rafft zu haben, bessert die Stimmung. Die Euphorie steigert
das körperliche Wohlbefinden der Patienten und schützt sie
vor Rückfällen.

In einer Untersuchung der Bewegungswissenschaftlerin
Andrea Dunn und ihres Teams vom Cooper-Institut im texa-
nischen Dallas gingen die depressiven Symptome unter der
Sporttherapie zurück – und zwar dosisabhängig. Die 80 untersuchten Probanden hatten sich zwei Monate lang drei-
bis fünfmal pro Woche moderat bewegt. Bei leichten Übun-

gen tat sich kaum etwas. Verbrannten die Probanden jedoch 17,5 kcal pro Kilogramm Körpergewicht – das entspricht einem etwa halbstündigen, zügigen Spaziergang täglich –, schwanden die depressiven Anzeichen. Vor allem bei leichten bis moderaten Depressionen wirke die Sporttherapie ähnlich gut wie ein Arzneimittel, jedoch ohne die üblichen Nebenwirkungen, berichteten die Autoren.

Die offiziellen britischen Empfehlungen zur Behandlung depressiver Patienten raten bei der leichten Depression zu Sportprogrammen, die dreimal wöchentlich 45 bis 60 Minuten dauern. Bisherige Studien lassen vermuten, dass Betroffene Sport eine gewisse Zeit durchhalten müssen, wenn sie wollen, dass sich ihre Stimmung aufhellt. Anders als ein Medikament hat Sport keine Nebenwirkungen, er ist daher bei fast allen Therapien gern zusätzlich gesehen. Vor allem bei Kindern und Jugendlichen, bei denen Psychotherapie und Medikamente nur unzureichend wirken, kann Sport eine vielversprechende Therapiealternative sein.

Doch Sport taugt nicht nur als Therapie. Offenbar kann er auch Depressionen verhindern. So gehen Fachleute davon aus, dass Bewegungsmangel selbst vermehrt zu Depressionen führt. Zumindest legen die steigenden Zahlen von Depressionen bei zunehmendem Übergewicht in der Bevölkerung diese Vermutung nahe: Forscher des amerikanischen Instituts für psychische Gesundheit hatten zu diesem Zweck 1900 gesunde Menschen zwischen 25 und 77 Jahren in einer Langzeitstudie untersucht. Acht Jahre nach der ersten Untersuchung waren diejenigen, die sich in der Zwischenzeit kaum bewegt hatten, doppelt so häufig depressiv. Zu ganz ähnlichen Ergebnissen kam eine große Fitness-Studie mit über 11 000 Männern und mehr als 3000 Frauen. Je besser die Leistung der Studienteilnehmer auf dem Fahrrad-Ergometer war, umso weniger wahrscheinlich entwickelten sie zwölf Jahre später eine Depression.

Diese vorbeugende Wirkung von Bewegung manifestiert sich offenbar schon im Teenageralter: Der Sportwissenschaftler Rod Dishman von der Universität Georgia in Athens hatte für seine Untersuchung knapp 4600 Kinder zwei Jahre lang untersucht: Faule, bewegungsarme Kinder wiesen später häufiger depressive Verstimmungen auf als die körperlich aktiven.

Wissen ist heilsam

In Selbsthilfegruppen kommen Menschen zusammen, die alle dasselbe Problem haben und ähnliche Erfahrungen in ihrem Leben gemacht haben. Die Gemeinsamkeit wird von vielen als entlastend empfunden. Da depressive Menschen sich typischerweise sozialen Kontakten entziehen, Freunde vernachlässigen, den Sportverein meiden und geschickte Ausreden haben, wenn sich die Kollegen treffen, bietet die Selbsthilfegruppe endlich wieder eine Möglichkeit, unter Menschen zu kommen – und das mit »Gleichgesinnten« in einem geschützten Raum.

In den letzten Jahren sind deshalb spezielle Selbsthilfegruppen für depressive Menschen zur wichtigen Säule bei der Behandlung geworden. In der Regel treffen sich Selbsthilfegrup-

Gehirn in Bewegung
So wirkt sich Aktivität auf das Denkorgan aus

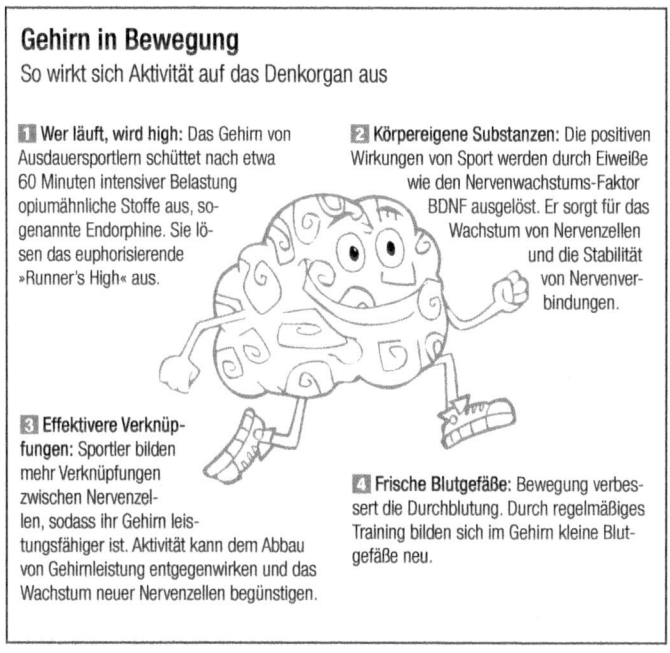

1 Wer läuft, wird high: Das Gehirn von Ausdauersportlern schüttet nach etwa 60 Minuten intensiver Belastung opiumähnliche Stoffe aus, sogenannte Endorphine. Sie lösen das euphorisierende »Runner's High« aus.

2 Körpereigene Substanzen: Die positiven Wirkungen von Sport werden durch Eiweiße wie den Nervenwachstums-Faktor BDNF ausgelöst. Er sorgt für das Wachstum von Nervenzellen und die Stabilität von Nervenverbindungen.

3 Effektivere Verknüpfungen: Sportler bilden mehr Verknüpfungen zwischen Nervenzellen, sodass ihr Gehirn leistungsfähiger ist. Aktivität kann dem Abbau von Gehirnleistung entgegenwirken und das Wachstum neuer Nervenzellen begünstigen.

4 Frische Blutgefäße: Bewegung verbessert die Durchblutung. Durch regelmäßiges Training bilden sich im Gehirn kleine Blutgefäße neu.

Das verändert der Sport im Gehirn

pen ein bis zwei Mal wöchentlich; Therapeuten sind nicht dabei. Allerdings laden viele Gruppen zu bestimmten Themen Experten für einen Vortrag ein.

Für die Angehörigen ist es meist sehr belastend, den depressiven Partner, Vater oder Freund zu betreuen. Selbsthilfegruppen für Angehörige können helfen, die veränderte Lebenssituation zu meistern, ohne dabei alle Kräfte zu verlieren. Hier tauschen sich die Betroffenen über die unterschiedlichen Facetten der Krankheit oder darüber aus, wie sie am besten mit dem kranken Partner, Freund oder Bruder umgehen können.

Was Angehörige tun können

Angehörige von depressiv Kranken wissen häufig nicht, wie sie mit der Situation umgehen sollen. Wer noch keine Erfahrung mit einer psychischen Erkrankung gemacht hat, ist schnell rat- und hilflos. Die Emotionen fahren Achterbahn, die betroffenen Angehörigen schwanken zwischen Mitleid, Wut und Ratlosigkeit. Je länger eine depressive Episode andauert, umso schwieriger kann es auch für den Angehörigen sein, richtig zu reagieren: Auf der einen Seite hat er der Wunsch, den geliebten Menschen zu unterstützen und ihn in besonders schwachen Momenten auch körperlich zu versorgen. Auf der anderen Seite sind da die eigene Erschöpfung und der sehnliche Wunsch, dass die quälenden Gedanken des anderen endlich ein Ende haben mögen und alles wieder gut wird.

Einige Tipps sollen Ihnen helfen, nicht die Orientierung zu verlieren:

- Informieren Sie sich über die Erkrankung: Internet, Selbsthilfegruppen oder ein Therapeut liefern Fakten und professionelle Unterstützung. Im Freundes- und Bekanntenkreis gibt's emotionalen Beistand.
- Haben und zeigen Sie Verständnis und Geduld: Die Therapie einer Depression braucht Zeit. Gute Ratschläge wie »Genieß doch die schönen Seiten des Lebens« oder »Reiß

dich zusammen« bewirken eher das Gegenteil, denn sie bestärken Betroffene in ihrem Gefühl, nichts wert zu sein und versagt zu haben.

- Helfen Sie zu strukturieren: Sollte Ihrem Bekannten schon das Aufstehen, Waschen und Anziehen schwerfallen, wie soll er da erst telefonieren, einkaufen oder aufs Amt gehen? Helfen Sie Ihrem Vater, Bruder, Freund, wieder zu einem geregelten Tag zu finden, ohne ihn dabei zu maßregeln oder vorwurfsvoll zu sein.

- Vermeiden Sie Überforderung: Unternehmen Sie mit Ihrem depressiven Familienmitglied lieber zwei kleine Aktivitäten als eine große, um ins normale Leben zu finden. Stellen Sie dabei keine zu hohen Anforderungen. Ein wichtiger Schritt nach vorn ist es zum Beispiel, täglich morgens das Haus zu verlassen, und sei es nur, um sich ein Brötchen vom Bäcker zu holen.

- Ermuntern Sie Ihren kranken Angehörigen, dass er sich behandeln lässt: Medikamente und Psychotherapie ebnen den Weg zurück ins Leben! Bestärken Sie Ihren Freund oder kranken Angehörigen, Medikamente regelmäßig zu nehmen und Therapietermine nicht zu versäumen.

- Sprechen Sie offen über seine Suizidgedanken und nehmen Sie diese ernst: Wenn er das Thema nicht von selbst anspricht, fragen Sie: »Hast du mal wieder daran gedacht, dir das Leben zu nehmen?« Antwortet er mit Ja, versuchen Sie nicht, dem Betroffenen seine Idee auszureden. Kümmern Sie sich stattdessen umgehend darum, dass er professionell unterstützt wird.

- Nehmen Sie Kindern die Angst: Ist ihr Vater traurig, zurückgezogen, lustlos und ohne Lebensfreude, versuchen Sie, ihnen die Situation altersgerecht zu erklären. Machen Sie ihnen klar, dass seine Erkrankung nichts mit ihnen zu tun hat und dass der Vater sie genauso liebhat wie immer. Erklären Sie ihnen, dass ihm im Moment einfach die Kraft fehlt, sich um sie zu kümmern. Auch hier können Selbsthilfe- und Angehörigengruppen wichtige Tipps geben und entlasten.

Therapie nach Maß

Seit über 25 Jahren erforscht Florian Holsboer, Direktor des Max-Planck-Instituts für Psychiatrie in München, die molekularen Ursachen der Depression. Er und sein Team konnten nachweisen, dass traumatische Erlebnisse zu Veränderungen des Erbmaterials führen können. Sein Traum sei es, so der Psychiater und Biochemiker, Menschen mit einer Depression ganz individuell zu therapieren, nachdem von ihnen ein persönliches Krankheitsprofil erstellt wurde. Ihm und seinem Team ist es gelungen, erste Biomarker und Genchips zu entwickeln, die solch ein Profil möglich machen.

Herr Prof. Holsboer, Antidepressiva und Psychotherapie helfen vielen Patienten, aber längst nicht allen. Müssen depressive Patienten Ihrer Meinung nach individuell behandelt werden?

Ja, ich glaube fest an eine sogenannte personalisierte Medizin, auch bei psychischen Erkrankungen wie der Depression. Wie so etwas gehen könnte, wissen wir aus der Brustkrebstherapie. Enthält das bösartige Gewebe eine bestimmte Mutation, wirkt ein Medikament, das Herceptin, besonders gut. So ähnlich stelle ich mir das bei der Depression vor: Man fasst Gruppen von depressiven Patienten mit ähnlichen Veränderungen zusammen, die sich labortechnisch objektivieren lassen, und gibt ihnen spezifische Medikamente.

Das klingt logisch, allerdings ist man in der Klinik noch nicht so weit. Was ist das Problem?

Im Gegensatz zum Brustkrebs suchen wir bei der Depression nicht nach einer einzelnen genetischen Mutation oder einem krankhaften Gen. Es genügt also nicht, einen einzigen Gentest zu entwickeln. Vielmehr entsteht die Depression durch die Kombination vieler Veränderungen auf der DNA, unserer Erbsubstanz, und äußerer Einflüsse, deren Entstehung und Auswirkung wir meist noch nicht kennen.

Was haben Sie bisher herausgefunden?

Wir kennen mittlerweile einige Blutwerte, Biomarker und Genvarianten, um voraussagen zu können, ob die Therapie mit bestimmten Antidepressiva anschlägt oder nicht. Patienten, die ihren Laborergebnissen zufolge wahrscheinlich schlechter auf Medikamente ansprechen, bekommen von uns höhere Dosen, oder wir kombinieren Medikamente miteinander.

Können Sie uns ein Beispiel für Ihren Erfolg nennen?

Unser Gehirn wird durch eine sogenannte Blut-Hirn-Schranke vor körperfremden Molekülen geschützt. Wächtermoleküle an der Grenze zwischen Blutgefäßen und Hirngewebe fangen die unerwünschten Stoffe ab und führen sie wieder dem Körper-Blutkreislauf zu. Sind diese Moleküle aufgrund genetischer Besonderheiten verändert, dringen Medikamente leichter ins Gehirn vor – und wirken besser. Die genetischen Veränderungen können die Wächtermoleküle aber auch stärken. Dann dringt zu wenig Antidepressivum in das Gehirn ein, die Wirkung bleibt aus. Wir haben einen Gentest entwickelt, der die unterschiedlichen Eigenschaften der Wächtermoleküle erkennt. In der Klinik des Max-Planck-Instituts setzen wir ihn bereits routinemäßig ein. Vermarktet wird der sogenannte APCB1-Test noch nicht.

Wird es eines Tages das Antidepressivum für den Mann geben?

Aus heutiger Sicht nein. Doch statt der Gießkannenmedizin von heute, bei der alle Patienten die gleichen Medikamente in ähnlicher Dosis bekommen, werden wir die Depression demnächst in 20, 30 diagnostische Untergruppen einteilen: je nachdem, welche Gene im Gehirn des Patienten verändert sind und welche Risikofaktoren er hat. Es könnte sein, dass von einer Unterform besonders häufig Männer betroffen sind.

Wird es bald neue Medikamente gegen Depressionen geben?

Auf jeden Fall. Momentan verhandle ich mit einem großen Pharmaunternehmen, damit sie einen Wirkstoff aus der Schublade holen, der in früheren Untersuchungen erfolglos getestet wurde: der CRH-Rezeptor-Blocker. Das Corticotropin-Releasing Hormone veranlasst den Organismus, unter Stress vermehrt Kortisol auszuschütten, und versetzt den Körper dadurch in eine Art angespannte Wachsamkeit. Kann er sich davon nicht erholen, resultieren daraus bei denjenigen, die eine genetische Veranlagung aufweisen, Depressionen. Man weiß, dass depressive Menschen erhöhte CRH-Werte im Gehirn haben, sodass wir zunächst davon ausgingen, dass eine Blockade die erhöhten Hormonwerte senken und die Depression bessern würde. In ersten Untersuchungen wirkte der CRH-Blocker jedoch im Vergleich zu einem Scheinmedikament nicht besser. Kein Wunder, wie wir im Nachhinein herausfanden. Denn nur etwa zehn bis zwanzig Prozent der depressiven Patienten haben einen gestörten CRH-Haushalt. Bei dieser kleinen Gruppe wirken die CRH-Blocker sehr erfolgreich. Um diese Patienten herauszufischen, haben wir einen Biomarker entwickelt.

Wie muss man sich diesen Biomarker vorstellen?

In diesem konkreten Fall haben wir nach zahlreichen Vorversuchen an Mäusen herausgefunden, dass depressive Menschen mit einer verstärkten REM-Schlaf-Aktivität auch diejenigen sind, die am besten auf den CRH-Rezeptor-Blocker ansprachen. Die REM-Schlaf-Phasen sind die Schlafperioden, in denen wir träumen. Wir können sie gut erfassen, wenn wir die Hirnströme der Patienten messen. Derzeit testen wir den CRH-Rezeptor-Blocker in einer Studie mit über 100 Patienten, die diese auffällige REM-Schlaf-Aktivität haben. Verläuft diese erfolgreich, steht einer Zulassung des Rezeptorblockers nichts mehr im Weg.

Wie sieht die Zukunft der Depressionsforschung aus?

Es wird darum gehen, anhand eines genetischen Finger-abdrucks und körpereigener Biomarker vorauszusagen, wer an einer Depression erkranken wird und wer nicht. Bei einem erhöhten Blutdruck warten Sie ja auch nicht ab, bis der Patient einen Schlaganfall oder Herzinfarkt bekommt, bevor Sie etwas tun. Eine solche Kombination von Tests bringt natürlich nur dann etwas, wenn wir über eine wirksame präventive Therapie verfügen. Nehmen wir einmal den Soldaten in Afghanistan: Wenn der mit ansehen muss, wie sein Kamerad erschossen wird, und zugleich bestimmte Risiken für eine Depression mitbringt, ist er in Gefahr, eine Posttraumatische Belastungsstörung zu entwickeln. Hieraus entsteht oft eine Depression. Am besten wäre es also, man könnte durch die schnelle Gabe spezifischer Medikamente verhindern, dass er erkrankt. Doch so weit sind wir noch nicht.

Einer Ihrer prominenten Patienten war der Fußballer Sebastian Deisler. Wie hat seine Erkrankung die Wahrnehmung der Depression in der Öffentlichkeit verändert?

Sebastian Deisler hat über seine Krankheit gesprochen. Er hat damit ein Tabu gebrochen. Plötzlich kamen bei uns Männer in die Klinik, die sagten, wenn der Deisler als Supersportler mit einem Haufen Geld und einer hübschen Freundin depressiv ist, dann kann ich auch zu meiner Depression stehen. Je mehr Prominente über ihre Krankheit sprechen, desto einfacher ist es später auch für den Normalbürger, offen mit seinem Leiden umzugehen.

7 Der Schatten des Ruhmes

>*»Es hat noch keinen großen Geist ohne*
>*eine Beimischung von Wahnsinn gegeben.«*
>
>Lucius Annaeus Seneca, *Tuskanische Gespräche*

Berühmt, erfolgreich, depressiv

Ruhm ist kein Schutzschild gegen Verzweiflung und Ängste. Oft ist sogar das Gegenteil der Fall, wie der Göttinger Psychiater und Psychologe Borwin Bandelow festgestellt hat: Überdurchschnittlich oft erkranken erfolgreiche, berühmte Männer an psychischen Krankheiten wie Angst- und Borderline-Störungen oder Depressionen. Die Liste ruhmreicher Betroffener ist lang:

Hans Christian Andersen G. G. Anderson

Honoré de Balzac Charles Baudelaire Emil von Behring

Gottfried Benn Andreas Biermann Otto von Bismarck

Georges Bizet Johannes Brahms Marlon Brando

Anton Bruckner Georg Büchner Wilhelm Busch

Gajus Julius Cäsar Paul Cézanne Frédéric Chopin

Winston Churchill Kurt Cobain Oliver Cromwell

Bruce Darnell Charles Darwin Sebastian Deisler

Charles Dickens Rudolf Diesel Fjodor Dostojewski

Albrecht Dürer Maxim Gorki Robert Enke

Sigmund Freud Caspar David Friedrich

Gunter Gabriel Galileo Galilei Paul Gauguin

Johann Wolfgang von Goethe Vincent van Gogh

Francisco Goya Georg Friedrich Händel

Sven Hannawald Heinrich VIII. Ernest Hemingway

Hermann Hesse   Paul Hindemith   Ottmar Hitzfeld

Hans Holbein d. J.   Karl Jaspers   Harald Juhnke

Wassily Kandinsky   Immanuel Kant   *Erich Kästner*

Johannes Kepler   Jack Kerouac   *Kurt Krömer*

Alfred Kubin   Heath Ledger   *Wladimir Iljitsch Lenin*

Carl von Linné   Franz Liszt   *Ludwig XIV.*   Tim Mälzer

Norman Mailer   Edouard Manet   *Klaus Mann*

Thomas Mann   Karl Marx   *Karl May*

Johann Gregor Mendel   *Felix Mendelssohn Bartholdy*

Fürst von Metternich   *Giacomo Meyerbeer*

Michelangelo   *Markus Miller*   Amedeo Modigliani

Wolfgang Amadeus Mozart   *Edvard Munch*

Prinz Claus der Niederlande   Patrick Nuo

Louis Pasteur   *Pablo Picasso*   Matthias Platzeck

Cole Porter   Ozzy Osbourne   *Giacomo Puccini*

Maurice Ravel   Keanu Reeves   Max Reger   Auguste Renoir

Gunter Sachs   Jean-Paul Sartre   Frank Schätzing

Arthur Schopenhauer   *Franz Schubert*   Robert Schumann

Ignaz Semmelweis   William Shakespeare   Paul Simon

Bedřich Smetana   Wilhelm Tischbein

Henri de Toulouse-Lautrec   *Peter Tschaikowski*

Leonardo da Vinci   Richard Wagner   Oscar Wilde

Robbie Williams   *Tennessee Williams*   Brian Wilson

Ludwig Wittgenstein   Emile Zola   u.v.m.

Chaotisch im Kopf, genial auf der Bühne

Sie haben Millionen auf dem Konto, fahren Maserati oder Bentley und werden von bildhübschen Models begleitet: Das Leben, das die Gazetten und Boulevardmagazine von prominenten und erfolgreichen Männern entwerfen, lässt sie in einem beneidenswerten Licht dastehen. Doch sind sie das wirklich – und nicht trotz des vielen Geldes auch einfach nur Menschen? Mit Liebeskummer, beruflichen Problemen und finanziellen Sorgen, wenn auch in anderen Dimensionen als bei Otto Normalbürger?

Tatsächlich ist die Liste der bekannten Männer lang, die sich wegen einer Depression oder eines Burnouts in Behandlung begeben haben. Offenbar hat die Glitzerwelt auch eine Kehrseite. Das Leben als VIP scheint anfällig für psychische Krisen zu machen und ist in der Realität offenbar weniger verlockend, als es immer beschrieben wird.

Nicht wenige Menschen, die es zu etwas gebracht haben, leben in ständiger Angst: Sie fürchten, den Erwartungen anderer nicht gerecht zu werden, Freunde als rückgratlose Schmarotzer zu enttarnen, der Öffentlichkeit, die sie auf dem Präsentierteller erlebt, ausgeliefert zu sein. Wer von Millionen Menschen verehrt und erhöht wird, weiß auch um die permanente Gefahr, fallengelassen zu werden.

>*»Du bist doch eigentlich gesund,*
>*dein Herz schlägt, du hast genug Geld,*
>*und trotzdem geht es dir beschissen.«*
>Hartmut Engler, Sänger der Band PUR

Erfolgreiche Rock- und Popsänger seien besonders oft depressiv, autoaggressiv und selbstmordgefährdet. Davon ist der Nervenarzt Borwin Bandelow von der Universität Göttingen überzeugt. Und er geht noch weiter: »Ihre diversen Persönlichkeitsstörungen sind nicht entstanden, weil sie berühmt sind. Diese Menschen wurden berühmt, weil sie eine Persönlichkeitsstörung haben oder hatten«, lautet die provokative These des Wissenschaftlers, die er in seinem Buch *Celebrities* ausführlicher darlegt.

Menschen mit Persönlichkeitsstörungen denken, fühlen und handeln so, dass es ihnen schwerfällt, sich im normalen Leben zurechtzufinden. Beispiel Robbie Williams: Seine Eltern trennten sich, als er drei Jahre alt war. Er hatte schlechte Schulnoten und galt unter den Lehrern als Klassenkasper. Mit 14 Jahren flog er wegen Alkohol- und LSD-Missbrauchs von der Schule, also lange bevor er mit der Boygroup Take That berühmt wurde. Schon früh experimentierte Williams mit Heroin und Kokain. Nach einer steilen Karriere als Sänger sorgten genau diese Substanzen für sein erstes berufliches Aus: 1995 musste Robbie Williams Take That wegen seiner Party- und Drogenexzesse verlassen.

*Hartmut Engler, der Sänger der Band PUR, fällt Anfang 2008 in
ein tiefes Loch, nachdem sich die Band eine Erholungspause ver-
ordnet hat. Engler kann mit der freien Zeit, die er plötzlich hat,
nichts anfangen. Wo vorher Konzerte und Promo-Termine, Stu-
dioaufnahmen und Proben einen Tagesrhythmus vorgaben, ist
auf einmal Leere. In einem Interview mit* SpiegelTV *spricht er von
dem vernichtenden Gefühl, nichts wert zu sein, nicht gebraucht
zu werden und keinen Sinn mehr im Leben zu sehen. Es habe
für ihn nichts mehr gegeben, worauf er sich noch freuen konnte.
So greift er zur Flasche, »ist permanent, über Wochen alkoholi-
siert«. Engler schlurft nur noch im Bademantel durch das Haus,
kommt kaum aus dem Bett, geht weder ans Telefon noch an die
Tür. Im Sommer 2008, nachdem er sich über Wochen und Monate zu nichts aufraffen konnte, bricht er vollends zusammen. In
einer Klinik tastet sich Engler wieder an einen normalen Tagesablauf heran, bei dem man morgens aufsteht, einkaufen geht
und Menschen trifft. Die Gespräche mit den »durchschnittlichen«
Mitpatienten helfen ihm dabei. Engler schafft es zurück auf die
Bühne; er brauche den Jubel des Publikums, um sich glücklich
und am Leben zu fühlen. Seine Erfahrungen mit den Depressionen, die Rauschzustände durch den ständigen Alkoholkonsum
verarbeitet er danach in seinen Songs.*

Doch wie kommt es dazu, dass Künstler wie Engler irgendwann abstürzen? Vielen von ihnen mangele es an Glückshormonen, glaubt Promiexperte Bandelow. Sie bräuchten viel
stärkere Auslöser, um sich gut und zufrieden zu fühlen. Das
könne die Aufmerksamkeit tausender Menschen sein, exzessiver Sex oder harte Drogen. »Stars setzen unbewusst alle

Hebel in Bewegung, um diesen Hormonmangel auszugleichen«, erklärt Bandelow. Hollywoodgrößen wie Robbie Williams brauchen eben 100 000 Zuschauer, um Glückshormone auszuschütten und so ein befriedigendes Gefühl zu erleben.

Erst dieser Kick und die damit verbundene Hormonschwemme befreien ihn von seinen Ängsten und lassen die depressiven Gefühle in den Hintergrund treten. Ihr Anderssein treibt die Stars also nicht nur zu künstlerischen Höchstleistungen. Ihre außergewöhnliche Begabung, das Fokussieren auf eine Sache, für die sie brennen, hilft ihnen auch, ihre psychischen Probleme in Schach zu halten. Dadurch bekommen sie den so dringend notwendigen Halt.

Auch Kurt Cobain ist wahrscheinlich Opfer einer unbehandelten Depression oder zumindest einer Borderline-Störung geworden. Dem Frontmann der in den 1990er Jahren extrem erfolgreichen Band Nirvana fehlte es wohl ebenso an Glückshormonen wie Robbie Williams. Dieser Mangel trieb ihn auch dazu an, mit Grunge eine bis dato völlig neue Musikrichtung zu entwickeln. Vielleicht, so Bandelow, kann Musik mit Gänsehaut-Faktor nur jemandem gelingen, der psychische Krisen durchlebt und durchlitten hat. Schon Aristoteles formulierte es vor fast 2500 Jahren: Keine Poesie ohne Melancholie. Cobain war zudem schwer alkohol- und drogenabhängig. Heroin, das er regelmäßig konsumierte, aktiviert – genau wie Kokain und Morphin – die Belohnungszentren im Gehirn.

Schon lange vor seinem musikalischen Erfolg litt Cobain unter psychischen Problemen. Seine Eltern trennten sich, als er neun war. Er litt unter einer Aufmerksamkeitsstörung und bekam Ritalin, einen Wirkstoff, der die körperliche Leistungs-fähigkeit verbessern kann. Als Teenager lebte er in mehreren Pflegefamilien. Außerdem bekam er mit, als zwei seiner On-kel sich umbrachten. Spätestens seit seinem 18. Lebensjahr zeigte Cobain Anzeichen einer Depression, die hätte behan-delt werden müssen. In seinen Tagebüchern finden sich Ein-träge wie »Ich hasse mich selbst und möchte sterben«. Trotz mehrerer Anläufe für eine Entzugstherapie erschoss sich Co-bain 1994, nachdem er sich zunächst eine Überdosis Heroin gespritzt hatte. Offenbar wollte er ganz sichergehen, dass der Suizid ihm dieses Mal gelang. Einige Wochen vorher hatte er bereits einen vergeblichen Versuch unternommen. Cobains Abschiedsbrief endet mit dem Zitat eines Neil-Young-Songs: »Es ist besser auszubrennen, als lautlos zu entschwinden.«

Wer überdurchschnittlich erfolgreich ist, ist auch besonders für einen frühen Tod, für ein Leben in Risiko und Rausch gefährdet. »Diese Zusammenhänge betreffen allerdings vor allem die Crème de la Crème der Musikszene«, sagt Ban-delow, selbst Amateurmusiker. Der amerikanische Psychi-ater Arnold Ludwig nannte dieses Phänomen den »Preis der Größe«.

Bestätigt hat dies auch der Gesundheitswissenschaftler Mark Bellis von der John Moores University in Liverpool mit seiner Untersuchung »Elvis to Eminem«. Er geht genau wie Borwin Bandelow davon aus, dass die meisten Musiker schon vor ihrem musikalischen Erfolg psychisch auffällig sind. Für die Publikation werteten Bellis und sein Team die Lebens-läufe von mehr als tausend US-amerikanischen und europäischen Sängern und Musikern aus, die es im Jahr 2000 auf die Liste der Künstler mit den bestverkauften Alben geschafft hatten.

Insgesamt 100 dieser Musiker starben zwischen 1956 und 2005, die meisten waren Männer. In dem untersuchten Zeitraum von 25 Jahren waren das fast doppelt so viele Stars wie in der Normalbevölkerung. Jeder Vierte starb im Zusammenhang mit Drogen und Alkohol. Besonders gefährlich lebten die Stars in den ersten fünf Jahren ihres Ruhmes. Das Leben erfolgreicher Musiker endete Bellis' Berechnungen zufolge durchschnittlich bereits mit Ende vierzig; noch lebende Legenden wie Paul McCartney, Mick Jagger oder Elton John erhöhten diesen Altersschnitt. Wer wie sie mindestens 25 Jahre im Showbusiness überlebt hat, der hat auch eine normale Lebenserwartung.

Wer nach Beispielen für die psychische Labilität von Bühnengrößen sucht, braucht nicht nach Amerika zu schauen; auch hierzulande gibt es traurige Beispiele für Selbstzerstörung und Verzweiflung: Der deutsche Schlagerstar Roy Black starb 1991 offiziell an Herzversagen; sein Sohn Thorsten ging jedoch Presseberichten zufolge davon aus, dass er sich umbrachte. Die Obduktion ergab einen Blutalkoholwert von etwa drei – erreichbar nur für jemanden, der exzessives Trinken gewohnt ist. Der Spagat zwischen seiner Rolle als Schlagerstar Roy Black und dem Privatmenschen Gerhard Höllerich soll ihm zeit seines Lebens zugesetzt haben. Lieber hätte der Musiker Rock 'n' Roll gesungen, statt den Schlagerstar zu mimen. Als Roy Black hatte er jahrzehntelang gestrahlt und wurde bewundert, als Gerhard Höllerich war er einsam, von Selbstzweifeln geplagt und depressiv.

Auch Rex Gildo ereilte ein tragisches Ende, wahrscheinlich ausgelöst durch depressive Stimmungsschwankungen. Der Schlagerstar stürzte sich 1999 nach einem Streit mit seinem Lebensgefährten aus dem Badezimmerfenster einer Wohnung in der Münchner Ottostraße. Verzweifelt und einsam sei er gewesen, Angst vor dem Alter habe er gehabt – so erklärte sich *BILD* den Fenstersturz. Sein Alkoholismus war in der Branche ein offenes Geheimnis. Immer wieder musste er Auftritte absagen, mehr als einmal blieb den Veranstaltern nichts anderes übrig, als kurzfristig Playback einzuspielen.

Gerade bei Männern sind Alkoholsucht und Depressionen oft eng miteinander verknüpft – wie möglicherweise auch bei dem 2010 verstorbenen Frank Giering. Der erfolgreiche Schauspieler spielte in Filmen wie *Absolute Giganten*, *Baader* und *Gran Paradiso* wichtige Rollen. Von 2006 bis 2010 mimte Giering in der ZDF-Serie *Der Kriminalist* an der Seite von Christian Berkel den Kommissar Henry Weber.

Trotz seines Erfolges auf der Leinwand war Giering ein Schauspielstar voller Selbstzweifel, geprägt von früheren Erlebnissen: Den Sportunterricht habe er wegen seines Übergewichts als traumatisch erlebt, Mädchen traute er sich nicht anzusprechen, weil er die Zurückweisung fürchtete, zwei Schauspielschulen hatte er geschmissen, weil er die Rollenspiele als Zumutung empfand. Die Gründe für seinen frühen Tod sind widersprüchlich: Mal ist von einer Gallenkolik die Rede, dann wieder von Herzversagen, Alkoholvergiftung oder

Selbstmord. In einem Interview mit *Spiegel Online* wenige Monate vor seinem Tod sprach Giering über seine Ängste: Die Gefahr, in ein Loch zu fallen, sei immer da. Ebenso die Angst, wie es wohl weitergehe im Leben. Möglicherweise war Gierings Angst eines Tages größer als sein Lebenswille.

Gunter Gabriels Mutter starb, als er vier war. Sie hatte mit einer Stricknadel selbst abgetrieben, die dabei ausgelöste Entzündung endete nach einem Dreivierteljahr tödlich. Dass seine Mutter ihn so früh allein ließ, nennt Gabriel die Tragik seines Lebens. »Wer als Kind seine Mutter verliert, entwickelt sich anders als jemand, der immer eine hatte«, schreibt Gabriel in seiner Biografie Wer einmal tief im Keller saß. Statt mit einer liebevollen Mutter wächst Gabriel also bei seinem Vater auf, den er als gewalttätig beschreibt und der ihn und seine Schwester regelmäßig prügelt. Als Gabriel 18 Jahre alt ist, stirbt der verhasste Vater, ohne ihn jemals gelobt zu haben. Die Kindheit hat tiefe Spuren bei dem Sänger hinterlassen, bis heute kann er wirkliche Nähe nicht zulassen: Viermal war er verheiratet, gehalten hat keine der Ehen. Auch seine Erfolge im Showbusiness machten ihn nicht glücklich. Gabriel verlor sein Vermögen, machte fast 10 Millionen Mark Schulden. Zeitweilig lebte er sogar auf der Straße, viele Jahre auch in seinem Wohnmobil. Er betäubte sich mit Alkohol, Drogen, Gewalt, litt immer wieder unter Depressionen und hatte Selbstmordgedanken.

In den Fängen der Musik

Und wie steht es um die klassischen Musiker? Gibt es hier auch welche, die erst durch psychische Labilität zu künstlerischen Höchstleistungen gelangen? Für das musikbegeisterte Publikum verkörpern die Profis im Orchestergraben oder auf der Bühne nicht selten einen Traum. Sie gelten als glücklich, dürfen sie doch ihr ganzes Leben musizieren, also das machen, was ihnen am meisten Spaß und Freude bereitet. Sie fahren in der Welt herum, haben die Chance, vor vielen Menschen aufzutreten, werden gefeiert – was kann es Schöneres geben?

Doch der Schein trügt, das Bild ist verzerrt: Klassische Musiker haben häufiger gesundheitliche Probleme als der Normalbürger, psychische Erkrankungen eingeschlossen. Laut einiger Studien führt dieser Traum bei bis zu 80 Prozent von ihnen zu Erkrankungen. Das Musizieren gehört damit zu den körperlich ruinösesten Berufen überhaupt. Viele Versicherer stufen Profimusiker als Risikoklienten ein, da die Berufsgruppe als besonders gefährdet gilt, vorzeitig aus dem Berufsleben auszusteigen.

Aus ärztlicher Sicht verwundert das nicht, gleicht doch die Arbeit von Berufsmusikern eher der von Hochleistungssportlern als von Künstlern. Tagtäglich heißt es üben, üben, üben. Den Körper eines Musikers strapaziert das ähnlich wie den von Sportlern auf höchstem Niveau. Viele Stunden musizieren sie unter erheblicher körperlicher und emotionaler Anspannung, sitzen dabei oft auf engstem Raum zusammen. Dazu kommt, dass Orchestermusiker kaum kreativ sein dürfen. »Die Kompositionen von Beethoven, Mozart oder Vivaldi lassen der Individualität von Streichern, Bläsern und Paukisten wenig Raum«, sagt Psychiater Bandelow. »Mögliche Nuancen oder Interpretationen werden vom Dirigenten vorgegeben.«

So findet man auch unter den klassischen Musikern gehäuft Menschen mit psychischen Problemen. Und genau wie im normalen Leben werden sie auch im Orchestergraben lieber verschwiegen. Meist äußern sich die Beschwerden ohnehin in körperlichen Signalen. Streitigkeiten mit dem Pultnachbarn zur Linken machen auf dem herzseitigen Ohr taub. Ein Konzertmeister, dessen Kompetenz man anzweifelt, löst Migräneanfälle aus. Körperliche Beschwerden wiederum lasten vermehrt auf der Seele. Fällt ein Violinist wegen einer Sehnenscheidenentzündung oder Herzrhythmusstörungen aus, wird ihm das schlaflose Nächte bereiten. Denn er könnte seinen Stammplatz verlieren oder die nächste Tournee verpassen. Der hohe Anspruch an sich selbst, der Druck innerhalb der Orchestergemeinschaft und die Erwartungshaltung des Publikums schlagen den Künstlern aufs Gemüt. Mindestens jeder vierte Berufsmusiker versucht, die psychische Last mit Angstlösern, Herztabletten, Alkohol oder wenigstens pflanzlichen Mitteln zu betäuben. Nur wenige kranke Künstler schaffen den Absprung und schlagen einen neuen Lebensweg ein. Nicht selten enden Musiker einsam und depressiv, wenn sie vorzeitig das Instrument zur Seite legen.

Doch das Leid kann auch – ähnlich wie bei den Rockstars – ungeahnte Kräfte mobilisieren. Der Komponist Robert Schumann komponierte unzählige Stücke: Klaviermusik, Sonaten,

Lieder, Chormusik und sogar eine Oper. Eigentlich wollte er Pianist werden, doch diese Karriere blieb ihm verwehrt, weil er an einer wahrscheinlich selbstverursachten Muskelstörung der Hand litt. Mit 44 Jahren versuchte sich Schumann durch einen Sprung in den Rhein das Leben zu nehmen; die letzten beiden Jahre seines Lebens verbrachte der Manisch-Depressive in einer Heilanstalt. Schon in jungen Jahren bescheinigten die Ärzte ihm wiederkehrende seelische Krisen.

Und nicht nur Schumann galt als psychisch labil: Ludwig van Beethoven beispielsweise starb an den Folgen einer Leberzirrhose, einer knotigen, funktionsuntüchtigen Leber als Folge jahrelangen, exzessiven Trinkens. Wolfgang Amadeus Mozart war ein Workaholic, galt als Weiberheld und spielsüchtig. Und seine Komponistenkollegen Anton Bruckner, Georg Friedrich Händel und Gustav Mahler waren definitiv depressiv.

Jedes Wort gelebt

Nicht nur berühmte Musiker, auch begnadete Schriftsteller und Maler weisen überdurchschnittlich häufig ein zartes Gemüt auf. Das zeigt unter anderem eine Untersuchung aus dem Jahr 1994, für die der britische Psychiater Felix Post die Biografien von 291 kreativen Männern aus Natur- und Geisteswissenschaften sowie Politik und Kunst durchforstet hatte. Vor allem erfolgreiche Autoren und Maler fielen bei der Auswertung auf: Unter den bildenden Künstlern und Schriftstellern litten in der Studiengruppe 38 beziehungsweise 46 Prozent an schweren seelischen Störungen, darunter bedeutende Persönlichkeiten wie Paul Cézanne und Wassily Kandinsky, Fjodor Dostojewski, Thomas Mann und August Strindberg. Überdurchschnittlich häufig waren die erfolgreichen Männer depressiv.

Ähnlich steht es auch um viele zeitgenössische Künstler und Schriftsteller. 2008 beispielsweise nahm sich der amerikanische Schriftsteller David Foster Wallace im Alter von 46 Jahren das Leben. Das wortgewaltige Superhirn litt unter schwerer Depression und hatte bereits mehrere Selbstmordversuche hinter sich. Offenbar sind bestimmte krankhafte Persönlichkeitszüge sowie die Tendenz zu Alkoholismus und Depressionen untrennbar mit großer Kreativität verbunden, kommentierte Post seine Befunde.

Die Ergebnisse seiner ersten Promi-Studie inspirierten Post zu einer weiteren Analyse. 1996 stellte er eine Publikation vor, für die er die Biografien von 100 Literaten untersucht hatte. Dabei bestätigten sich die Ergebnisse aus der ersten Studie: Schriftsteller erkrankten häufiger an Alkoholismus und Depressionen als die Durchschnittsbevölkerung. Der britische Forscher entdeckte sogar Unterschiede zwischen den verschiedenen Schreibgattungen: Autoren, die Dramen und Romane verfassten, waren häufiger betroffen als Lyriker. Bei Letzteren, so Posts These, sei möglicherweise weniger Intensität in der gefühlsmäßigen Vorstellungskraft gefragt, sodass sie psychisch etwas stabiler waren als ihre Kollegen.

> *»Die Trauer kommt und geht ganz ohne Grund.*
> *Und man ist angefüllt mit nichts als Leere.*
> *Man ist nicht krank und auch nicht gesund.*
> *Es ist, als ob die Seele unwohl wäre...«*
>
> Erich Kästner, »Traurigkeit, die jeder kennt«

Auch bei den Sprachgenies folgt die Wissenschaft der These von Borwin Bandelow: Nicht ihre kreative Arbeit und der verdiente Ruhm machten diese Männer verrückt. Nein, sie hatten Erfolg, weil sie bereits vor ihrer schriftstellerischen Karriere schizophren, depressiv oder besonders narzisstisch waren. Die Veranlagung dafür wiederum scheint vererbt zu werden. Beispielhaft ist die Familie Hemingway zu nennen: Fünf Hemingways nahmen sich das Leben, alle waren depressiv (siehe Kapitel 5 »Bis zum bitteren Ende«).

Traurige Idole der Nation

Im Leistungssport setzen sich nur die wirklich starken Athleten durch und schaffen es bis an die Spitze – diese Meinung hielt sich bis vor wenigen Jahren hartnäckig unter Funktionären und Sportmedizinern. Doch wie verarbeiten Sportler den hohen Erwartungsdruck tatsächlich? Sie rennen, werfen, stoßen, schwimmen oder radeln unzählige Stunden, Tage, Monate und Jahre – und oft liegt der ganz große Erfolg nur wenige Millisekunden, nur eine Handbreit oder einen einzigen

Korb entfernt. Nicht selten bleibt er ihnen am Schluss dann doch verwehrt. Wie verkraftet der Leistungssportler es, seinen Körper über Jahre zu Höchstleistungen zu trimmen – und am Ende keine Lorbeeren zu ernten?

Neben ihrer Begabung und einer stoischen Ausdauer beim Training müssen sie wohl außergewöhnlich stark und robust sein, quasi unverwundbar. Körperlich mag das stimmen, seelisch ist jedoch oft das Gegenteil der Fall. »Tatsächlich treten psychische Erkrankungen unter Sportlern mindestens genauso häufig wie in der Normalbevölkerung auf, einige sogar überdurchschnittlich oft«, erklärt Valentin Z. Markser. Der Kölner Psychiater und Psychotherapeut behandelte einst Robert Enke, den depressiven Torwart von Hannover 96. Zudem ist der Mediziner Mitbegründer des Referats »Sportpsychiatrie und -psychotherapie« bei der Deutschen Gesellschaft für Psychiatrie, Psychotherapie und Nervenheilkunde (DGPPN).

Dieses Referat wurde notwendig, so Markser, da der Sport viele außergewöhnliche Belastungen bereithält: Leistungsdruck, die Angst vor Verletzungen und Niederlagen rütteln an der Seele der Recken. Und nicht nur die Niederlagen bereiten seelische Probleme, auch die Erfolge sind für die Athleten strapaziös. Seit jeher stehen die sportlichen Leistungen der Erfolgreichen im Fokus des Interesses. Neu ist aber, dass die Öffentlichkeit auch wissen will, wie es im Privatleben ihrer Idole aussieht.

Einerseits leiden Sportler also unter dem psychischen Stress, der durch den ständigen Leistungsdruck und die Erwartungen seitens der Trainer, Funktionäre und Fans besteht. Andererseits gibt es unter den Athleten auch sensible Menschen, die mit dem Sport eine Möglichkeit gefunden haben, ihre Ängste oder Depressionen zu bekämpfen, glaubt Markser. »Sie nutzen den Sport, um mit ihren Stimmungsschwankungen besser klarzukommen.« Muhammad Ali beispielsweise, einer der bedeutendsten Schwergewichtsboxer aller Zeiten, litt unter diversen Ängsten: Wegen seiner Flugangst fuhr er lieber 3000 Kilometer mit dem Auto, statt ins Flugzeug zu steigen. Kam er ums Fliegen nicht herum, ließ das Schwergewicht sich von seiner Mutter begleiten. Auch das Publikum ängstigte den starken Mann. So soll die Boxlegende einst gesagt haben, dass ihn nicht der Gegner im Ring nervös mache, sondern die Leute, die dem Kampf zuschauen.

Psychiater Markser war selbst einst Handballprofi und weiß, wovon er redet: Der Alltag im Spitzensport ist weitaus brutaler als in der restlichen Gesellschaft. Dennoch schaut der Durchschnittsbürger zu den Sportlern auf. Was er nicht weiß und sieht: Die Athleten sind noch abhängiger von ihren Vereinen als Otto Normalverbraucher von seinem Arbeitgeber. Wer seine Leistung nicht im rechten Moment abrufen kann, ist für den nächsten internationalen Wettkampf gestrichen, drückt die Auswechselbank oder geht am Ende der Saison ohne Anschlussvertrag nach Hause. Schwäche und depressive Beschwerden vertragen sich eben nicht mit Höchstleistungen.

Und selbst wenn Sportler wie Deisler, Biermann & Co. psychische Schwierigkeiten zugeben, gelten sie schnell als sensible Außenseiter, die eben nicht robust genug sind für dieses harte Geschäft. Dass das mehr als nur ein Klischee ist, wird bei Äußerungen wie der von Franz Beckenbauer, Präsident des 1. FC Bayern, deutlich: Bevor offiziell wurde, dass Bayern-spieler Sebastian Deisler an einer Depression erkrankt war, kommentierte Beckenbauer, der Deisler sei eben einer, »der sich verkriecht und sich über seine Wehwehchen beklagt«.

Wer hat bei so viel »Mitgefühl« schon die Stärke und den Mut, sich zu outen – in einer Lebenssituation, in der er ohnehin besonders verletzlich ist? Männern fällt es noch mal schwerer, sich in der leistungsorientierten Sportwelt zu ihrer Krankheit zu bekennen. Mehr noch als in der restlichen Be-völkerung werden hier männliche Rollenmodelle strapaziert, zusätzlich verstärkt durch die ohnehin von Leistung, Kraft und Stärke geprägte Situation im Leistungssport.

Auch deshalb verbarg der Fußballtorwart von Hannover 96, Robert Enke, seine Depression. Im Sommer 2009 informierte er Verein und Öffentlichkeit noch darüber, dass er wegen einer heftigen Darmerkrankung nicht trainieren könne. Zwei Tage vor seinem Selbstmord am 10. November 2009 sprach Enke nach dem Spiel gegen den HSV sogar im Interview über seinen vermeintlichen Darminfekt. Die Wahrheit war eine an-dere: Der Torhüter von Hannover 96 konnte in der Herbst-saison neun Wochen nicht im Tor stehen, weil er depressiv war.

Enke war schon einmal sechs Jahre zuvor schwer erkrankt. Nach spielerischen Misserfolgen in Barcelona und Istanbul litt er damals unter Versagensängsten und Selbstzweifeln. Der Sportpsychiater und Psychotherapeut Valentin Z. Mark-ser behandelte ihn damals über mehrere Monate täglich,

Enke stabilisierte sich, spielte wieder erfolgreich Fußball. Er wechselte nach Hannover, wurde mehrfach zum besten Torwart der Bundesliga gewählt und war seit 2007 Kapitän von Hannover 96.

Dann folgte im Sommer 2009 der Rückfall. Experten wissen, dass das nicht ungewöhnlich, aber durch Psychotherapie und Medikamente gut beherrschbar ist. Auch bei Enke waren sie zuversichtlich, schließlich hatte die Behandlung ja schon einmal gut gewirkt. Im Oktober 2009 begab sich Enke deshalb erneut in Behandlung bei Psychiater Markser.

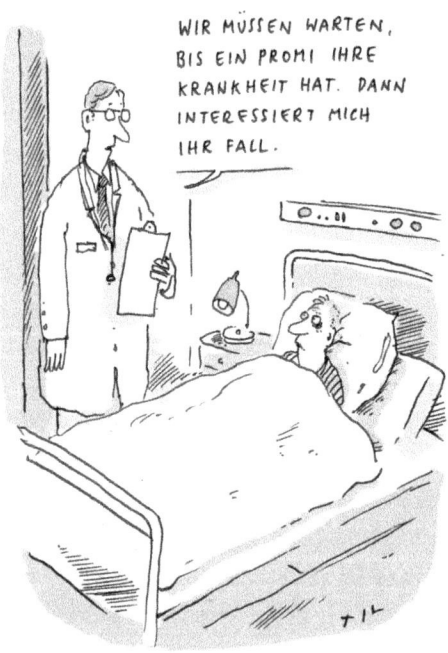

Bald besserte sich sein Zustand, er kehrte zum Training zurück, spielte sogar zwei Bundesligaspiele. Weitere Behandlungen oder gar eine stationäre Therapie lehnte der Hannoveraner Torwart jedoch ab. Am Tag seines Selbstmordes sagte er einen Therapieplatz in einer Klinik ab, »weil es ihm besser gehe«. Warum er diese für ihn offenbar so notwendige Behandlung verweigerte, darüber lässt sich nur spekulieren: Fürchtete er negative Reaktionen? Hatte er Angst davor, jemand könnte den wahren Grund für seinen Klinikaufenthalt und seine Fehlzeiten herausfinden? Wie enorm der Druck war, den Enke durch das Versteckspiel gespürt haben muss, kann man nur ahnen. In seinem Abschiedsbrief entschuldigte er sich für die bewusste Täuschung über seinen Zustand. Sie sei jedoch notwendig gewesen, um den Selbstmordplan auszuführen. Bis zum letzten Moment war es Enke gelungen, seine Fassade aufrechtzuerhalten.

Auf der Pressekonferenz anlässlich Enkes Selbstmord sprachen seine Frau und sein Therapeut, aber auch Funktionäre und Aktive erstmals im Spitzensport öffentlich über die Erkrankung Depression, über die Versagensängste und leidvollen Erfahrungen des Topathleten. Wenige Jahre zuvor, im Juni 2004, als Skispringer Sven Hannawald erkrankte, war immer nur die Rede von einem Burnout. Als Sebastian Deisler wegen Depressionen ausfiel, titulierten Verantwortliche das als neurobiologische Erkrankung. »Ich würde mir wünschen, dass sich mehr prominente Sportler zu den psychischen Belastungen im Sport und den daraus entstehenden Schwierigkeiten bekennen«, sagt Markser. »Die Übergänge zwischen der Gesundheit und der Krankheit unter starken Belastungen sind fließend und können jeden treffen.«

Doch nicht nur hierzulande wird dem Kind gern ein anderer Name gegeben. Die Wissenschaftler Ira Glick und Jessica Horsfall von der Universität Stanford haben über die Jahre immer wieder die Stigmatisierung psychischer Erkrankungen bei Sportlern untersucht und bemängelt. Viel Zeit und Geld werde investiert, um die sportlichen Leistungen zu verbessern; für die Erforschung und Behandlung psychischer Erkrankungen unter Sportlern gebe es jedoch weder Interesse noch Geld.

Erschwerend kommt hinzu, dass Depressionen bei Sportlern nicht immer leicht zu diagnostizieren sind. Häufig stehen körperliche Beschwerden im Vordergrund, und die Athleten versuchen, unangenehme Gefühle mit Drogen, Alkohol oder Glücksspielen zu beherrschen.

Auch der ehemalige Fußballprofi Andreas Biermann flüchtete sich mit seinem Kummer ins Pokern – und entwickelte sich zum perfekten Schauspieler. Niemand habe die Chance gehabt, seine psychische Erkrankung zu bemerken, erzählte Biermann 2009 in einem Interview mit *SpiegelTV*. Er habe den anderen vorgegaukelt, dass es ihm seelisch gut gehe. Biermann hatte die Öffentlichkeit – ähnlich wie Kollege Enke – jahrelang getäuscht und den lebenslustigen, erfolgreichen Fußballer gemimt. Innerlich aber sei er zerrissen gewesen von Schwermut, Selbstzweifeln und Versagensängsten. Erst aufgerüttelt durch den Tod Enkes gelang es dem damals 29-Jährigen, sich seiner Krankheit zu stellen.

Neben Enke und Biermann gibt es zahlreiche andere Sportler, die an einer Depression erkrankt sind. Der Skispringer Sven Hannawald erlebte sein persönliches Waterloo als erfolgreichster Skispringer aller Zeiten und auf dem Zenit seines Ruhmes. Der Ausnahme-Skispringer gewann bei der Vierschanzentournee 2001/2002 alle Springen. Die Zuschauer feierten ihn wie einen Rockstar. Hannawald wurde zum Idol einer Nation. Auch die Saison 2002/03 verlief für den jungen Skispringer aus Erlabrunn erfolgreich. Doch schon im nächsten Winter riss sein Glücksfaden; Hannawald fühlte sich zunehmend erschöpfter und beendete die Vierschanzentournee nur als Zwölfter.

Seine Fans reagierten gnadenlos auf den Leistungsknick: In einer Umfrage sank seine Beliebtheit von 85 auf 57 Prozent. Nachdem er es im Februar 2004 beim Weltcup-Springen in Zakopane nicht ins Finale unter die ersten 30 schaffte, beendete Hannawald die Saison vorzeitig. Damals ahnte das Jahrhunderttalent noch nicht, dass das der letzte Skisprung-Wettbewerb seiner Ausnahmekarriere gewesen war.

Hannawald bekannte sich zwar nie zu einer Depression, sondern sprach immer nur von Burnout. Die Symptome, über die er berichtete, sprechen jedoch dafür, dass er depressiv war. Das halbe Jahr nach dem vorzeitigen Saisonende sei es mit ihm bergab gegangen, erzählte Hannawald im Gespräch mit *SpiegelTV*. Er habe sich müde, ausgepowert und körperlich am Ende gefühlt. Zwischendurch habe er gehofft, dass sich die Erschöpfung wie eine Grippe auskurieren lasse. Doch ihm fehlte die Lust am Springen, er hatte keinen Antrieb mehr. Hannawald nahm sich eine Auszeit, begab sich für mehrere Wochen in eine Klinik und galt danach als geheilt. Allerdings kehrte er nie wieder zum Skispringen zurück. Im Rückblick erklärt sich der 1974 im Erzgebirge geborene Ex-Skispringer seinen psychischen Absturz mit dem hohen Anspruch an sich selbst und dem Wunsch, niemanden enttäuschen zu wollen.

Auf Bewegung und Adrenalin wollte Hannawald trotz der negativen Erfahrungen im Sportlerzirkus nicht verzichten. Seit 2005 fährt er Autorennen, seit der Saison 2010 fest beim ADAC GT Masters, einer deutschen Automobil-Rennserie.

Doch Hannawalds Fall zeigt noch mehr: Möglicherweise war der Anfang des Endes eine Knochenhautentzündung des rechten Schienbeins im Winter 2002. »Sportler leben mit der permanenten Angst, sich zu verletzen und den Anschluss zu verlieren«, sagt Sportpsychiater Markser. Die Angst raube Körper und Seele die Kraft. Von einem erhöhten Depressionsrisiko speziell bei schweren und die Karriere bedrohenden Verletzungen gehen auch Renee Appaneal und ihre Kollegen vom Sportpsychologischen Institut der Universität North Carolina in ihrer Studie aus dem Jahr 2009 aus. Die Zeit als Athlet ist begrenzt. Deshalb würden Sportler es als extrem belastend erleben, wenn sie sich verletzen und nicht trainieren können. Immerhin kann dies das vorzeitige Karriere-Aus bedeuten. Zumindest aber heißt es, sich immer wieder neu motivieren zu müssen, die Zähne zusammenzubeißen und Trainingsrückstände aufzuholen. Bei jedem fünften bis zehnten Sportverletzten treten behandlungsbedürftige Stimmungsstörungen auf, vor allem Depressionen, schätzten der Sportpsychologe Britton Brewer und seine Kollegen vom Springfield College in Massachusetts, USA, in einer Studie, die sie 1995 veröffentlichten.

Auch erfolgreiche Radprofis leiden in dem harten Geschäft. Ein Beispiel: Marco Pantani. Er gewann im Jahr 1998 zunächst den Giro d'Italia und schließlich die Tour de France. Sechs Jahre später verstarb er einsam in einem Hotelzimmer, neben sich mehrere leere Packungen Antidepressiva. Ursächlich für seinen Tod war jedoch laut Obduktionsbericht eine Überdosis Kokain.

Die Auslöser für eine Depression können auch indirekt mit dem Sport zusammenhängen. So nahm sich der 28-jährige belgische Radprofi Dimitri De Fauw 2009 das Leben. Seit einem Radunfall drei Jahre zuvor soll er unter Depressionen gelitten haben. Damals war er mit dem spanischen Radfahrer Isaac Gálvez Lopez kollidiert, und dieser war infolge der erlittenen Verletzungen verstorben.

Und im Jahr 2010 informierte Jan Ullrich die Fans via Internet, dass die Ärzte bei ihm ein Burnout-Syndrom diagnostiziert hätten, »das eine wohl längere Behandlung erfordert«. Ihn hatten wahrscheinlich die Folgen der gegen ihn erhobenen Dopingvorwürfe krank gemacht: der Druck der Öffentlichkeit und des Radsportverbandes, die zähen Gerichtsverhandlungen.

Als ihn der Internationale Sportgerichtshof CAS im Februar 2012 wegen Dopings zu zwei Jahren Sperre für jegliche Aktivitäten im Radsport verurteilte, wehrte sich Jan Ullrich nicht mehr dagegen. Im Gegenteil, er schien erleichtert, »weil ich das Thema endgültig beenden möchte«. Es habe ihn über Jahre so sehr belastet, dass er krank geworden und zusammengebrochen sei, gab Ullrich nach dem Urteil in einer Presseerklärung bekannt. Schon 2007 hatte sich der Wahlschweizer komplett aus dem Profiradsport zurückgezogen.

Teufelskreis Training

Fehlender Appetit und innere Unruhe, Reizbarkeit und schnelle Erschöpfung, Schlaflosigkeit und Gewichtsverlust – wer diese Anzeichen liest, denkt vielleicht an eine Depression. Sie können aber auch auf ein sogenanntes Übertrainingssyndrom hinweisen, eine Störung, die typisch ist für Leistungssportler, aber auch ambitionierte Hobbyathleten oder Freizeitsportler ereilt. Neben den psychischen Veränderungen berichten die Sportler auch über körperliche Beschwerden wie Herzrhythmusstörungen, Nachtschweiß und Kopfweh. Sie können sich nicht zum Training aufraffen, klagen über Konzentrationsschwierigkeiten und verletzen sich häufiger.

Für die Autoren Lawrence Armstrong und Jaci van Heest hängen Depression und Übertraining eng zusammen. Beide gehen mit ähnlichen Symptomen einher, bei beiden ändern sich die Konzentrationen von Botenstoffen im Gehirn und Stresshormonen im Blut. Die Forscher vermuten daher, dass Depression und Übertraining dieselbe Ursache haben. Anders ausgedrückt: Erhalten Sportler die Diagnose Übertrainingssyndrom, sind sie wahrscheinlich auch depressiv.

Deshalb lässt sich das Übertraining nicht einfach durch einen veränderten Trainingsplan »behandeln« und durch Trainingspausen auskurieren. Betroffene brauchen neben einem individuellen Trainingsplan auch Antidepressiva sowie psychotherapeutische Angebote. Nur dann lernen die angeschlagenen Sportler, mit eigenen und fremden Leistungsansprüchen umzugehen, und können sich aus ihrem körperlichen und seelischen Tief befreien.

Das Übertrainingssyndrom trifft dabei vor allem Sportler, die auf Ausdauer trainieren: Profifußballer, Langstreckenläufer, Triathleten oder Schwimmer. Eine Gruppe von Wissenschaftlern der Universität Queensland in Brisbane, Australien, beschrieb das Phänomen bei jedem fünften Athleten einer australischen Schwimmmannschaft. Eine andere Studie zeigte, dass zwei von drei Langstreckenläufern mindestens ein Mal in ihrer Karriere ein Übertrainingssyndrom haben. Und Geoff Lovell, Sportwissenschaftler von der Universität Gloucester, untersuchte mit Kollegen den Stimmungswandel von Fußballprofis im Verlauf einer Saison. Zum Vergleich befragten die Wissenschaftler auch Amateure, Sonntagsspieler und Nicht-Spieler. Das Ergebnis: Am Anfang der Saison fühlten sich die Profis am allerbesten. Zum Ende hin klagten sie besonders häufig über Anspannung, Wut und Depressionen und fühlten sich antriebs- und energielos. Die Autoren machten für die miese Stimmung mehrere Dinge verantwortlich: Konkurrenz, Wettbewerb und die fehlende Erholung in einem Sportbetrieb, der seine

Spieler durch immer mehr Wettbewerbe, eine verlängerte Saison und ein erhöhtes Trainingspensum verheizt.

Ein Phänomen, das bei weitem nicht auf die Britischen Inseln beschränkt ist: Schon 1992 berichteten Michael Lehmann und seine Kollegen vom Sportmedizinischen Institut der Universität Freiburg bei mehr als 50 Prozent der Fußballspieler in der Verbandsliga von einem Übertrainingssyndrom am Ende der Saison.

Erfolg hat seinen Preis

Popularität

Erfolgreiche Sportler haben sich über die letzten Jahrzehnte immer mehr als Medienmagneten entpuppt. Fußball, Leichtathletik, Schwimmen – diese Sportarten sind seit jeher beliebt. Doch mittlerweile kann man im Fernsehen auch stundenlang Triathleten, Marathonläufern oder Eis-Curlern beim Kampf um den Sieg zuschauen. Spitzensportler verkörpern wie keine andere »Kategorie Mensch« gleichzeitig Idol und Ideal, nämlich den gesunden, leistungsfähigen, jungen Athleten.

Anfänglich genießen viele noch die Aufmerksamkeit. Doch nach einer Weile nervt der Anspruch der Masse, über jeden Schritt und jede Äußerung ihres Halbgottes im Trikot informiert zu werden. Die Öffentlichkeit schaut dabei umso kritischer auf die Leistungsträger, je mehr Geld sie verdienen.

Beispiel Franck Ribéry: Das bayrische Fußballass bestellte sich 2009 eine minderjährige Prostituierte aufs Hotelzimmer. Ein gefundenes Fressen für die Presse, sie stürzte sich auf die pikanten Details. Ribéry verlor in den Folgemonaten auf dem Spielfeld mehr als einmal die Nerven, sicherlich auch aufgrund der öffentlichen Häme. Immer wieder rastete der Franzose aus, wirkte unkonzentriert und angeschlagen – vieles sprach bei Ribéry für eine starke seelische Belastung. »Wenn man Spielern in derartigen Ausnahmesituationen keine psychotherapeutische Hilfe anbietet, riskiert man sowohl die Gesundheit des Spielers als auch wirtschaftliche Nachteile für den Verein«, sagt Sportpsychiater Markser.

Die Franzosen haben Ribéry seinen moralischen Fehltritt bis heute nicht verziehen: Fast die Hälfte der Befragten sprach sich in einer Untersuchung im Januar 2011 gegen seine Rückkehr in die französische Nationalmannschaft aus, nur ein Drittel war dafür. Welche Spuren das immense öffentliche Interesse, die Vorverurteilungen und die öffentliche Kritik bei dem Spieler hinterlassen haben, lässt sich nur erahnen. Noch immer legen Vereine und Verantwortliche viel zu selten die schützende Hand über ihre Athleten, sondern geben sie stattdessen der öffentlichen Hetzjagd preis.

Einsamkeit

Erfolgreichen Sportlern fehlt es häufig an echten Freundschaften: Einerseits könnten diese sich ja als falsche Kumpel entpuppen, die lediglich hoffen, dass ein wenig Glanz des Sportlerfreundes auch auf sie abstrahlt. Andererseits hat jemand, der am Tag viele Stunden trainiert, kaum Zeit, Freundschaften zu pflegen. Markser empfiehlt deshalb, wichtige soziale Kontakte von früher und vor allem die familiären Bande nicht abreißen zu lassen. Wer ständig in der Weltgeschichte unterwegs ist und aus dem Koffer lebt, braucht eine gut funktionierende Basis – die erdet und wo die sportliche Leistung nicht im Vordergrund steht.

Doch diese engen Bindungen werden zunehmend früher gekappt: »Vereine nehmen Sportler immer jünger unter Vertrag«, beklagt Markser. So sicherte sich der VfL Wolfsburg dank Felix Magath die Dienste eines 13-Jährigen vom FC St. Pauli. Zuvor wechselte ein Gleichaltriger von Tennis Borussia Berlin zu 1899 Hoffenheim. »Diese Entwicklung birgt Risiken für die jungen Sportler und die Vereine, da die jungen Sportler viel zu früh aus ihrem familiären Umfeld gerissen werden«, meint Markser.

Studien belegen eindrücklich, dass das Risiko für seelische Störungen steigt, je früher man mit dem Profisport beginnt. Dennoch muss allein der Weltfußballverband FIFA jedes Jahr über 1000 Anträge von Vereinen entscheiden, ob diese minderjährige Spieler unter Vertrag nehmen dürfen; etwa 300 davon winken die Funktionäre durch. Dadurch werde viel zu früh störend in die seelische Entwicklung eingegriffen, sagt Markser. Hier schaffe sich der Sport selbst neue Probleme.

Ein weiteres Manko: Viele der Sportler haben außerhalb des Sports kaum Interessen. Doch ein Sportler, der nichts außer Sport kann und nichts außer Sport hat, ist bereits ein gefährdeter Sportler, so Markser. Dennoch kümmern sich nur wenige während ihrer Karriere um das, was nach dem Sport kommt. Fällt der Sport als Geldquelle weg, stehen deshalb viele vor dem Nichts. Kein Wunder also, dass die Angst vor Verletzungen so groß ist – wer keine Leistung bringt und für die Folgejahre nicht vorsorgen kann, dem droht der soziale Abstieg. Um das zu verhindern, kümmern sich Marksers Patienten alle um das Leben nach dem Sport und machen eine Berufsausbildung oder ein Studium – auf Drängen ihres Therapeuten. In den Sportverbänden hat sich diese Form der Vorsorge bislang noch zu wenig herumgesprochen.

Perfektionismus und Ehrgeiz

Erfolg im Sport und eine gewisse Portion Ehrgeiz gehören zusammen. Denn Leistungssportlern geht es nicht darum, einfach nur dabei zu sein, nein, sie trainieren für den großen Erfolg auf dem Treppchen. Mitunter sind jedoch die Ansprüche, die sie an ihre persönliche Leistung haben, zu hoch. Und nicht selten löst diese Diskrepanz depressive Symptome aus. Leistungsorientierte Sportler bewegen sich daher ständig in einem Spannungsfeld zwischen dem, was sie gerade erreicht haben, und dem, was noch vor ihnen liegt. Sie fühlen sich also kontinuierlich überfordert. Pausen und Zeit, um sich zu erholen, gibt es nicht; das nächste Turnier wartet direkt im Anschluss an das letzte.

»Perfekt sein und hart arbeiten ist das Credo der heutigen Gesellschaft, insbesondere unter Sportlern«, sagt Sportpsychiater Markser. Doch wer sich nur über die eigene Leistung definiert, wer Sport zum Selbstzweck praktiziert, der lebt gefährlich. Wer sein Leben lang versucht, unrealistische Erwartungen zu erfüllen, jederzeit zu funktionieren, und ungeachtet aktueller Lebensereignisse starren Zielen entgegeneifert, läuft Gefahr, depressiv zu werden. Dass der Leistungssport Bestmarken herauskitzeln will, liegt in der Natur der Sache. Wer verhindern will, sich von diesem Leistungsanspruch leer pumpen zu lassen, der muss einen gesunden Umgang mit den eigenen Erwartungen und Leistungsansprüchen lernen.

8 Vom Glück der kleinen Dinge

»Es gibt keinen Weg zum Glücklichsein.
Glücklichsein ist der Weg.«

Weisheit des Buddha

Das Geheimnis der inneren Stärke

In den ersten Kapiteln des Buches wurde in verschiedenen Facetten thematisiert, was Männer nachhaltig aus der Bahn wirft und warum sie an einer Depression erkranken können: die Kündigung kurz nach dem 50. Geburtstag, die Überforderung, gleichzeitig Vater, Partner und erfolgreich im Beruf zu sein, eine enttäuschte Jugendliebe oder die als Bub miterlebte Trennung der Eltern.

Schicksale wie diese lassen sich mit großer Wahrscheinlichkeit bei den meisten Männern finden. Viele von ihnen schaffen es, selbst unter schwierigsten Belastungen das Leben zu bewältigen. Im Vergleich zu Männern, denen das weniger gut gelingt, haben sie offenbar eine große innere Stärke. Selbst einschneidende persönliche Erlebnisse wie Missbrauch, Gewalt und frühe Trennungen können ihnen nichts anhaben. Im Gegenteil – sie leben ihr Leben mit einer positiven Grundstimmung, hadern nicht mit ihrem Schicksal, sondern lassen sich durch das eine oder andere Ereignis in ihrem Leben sogar zu einem neuen Weg inspirieren.

Beispiele für diese »starken Männer« gibt es auch unter Prominenten: Der Sänger Herbert Grönemeyer verlor 1998 innerhalb weniger Tage seine Frau und seinen Bruder. Danach pausierte er zwar ein Jahr, war aber nach seinem Comeback so erfolgreich wie nie zuvor: Seine Platte »Mensch« aus dem Jahr 2007 verkaufte sich 3,7 Millionen Mal und gilt als das meistverkaufte Album der deutschen Musikgeschichte.

Nelson Mandela lebte ab 1962 nahezu 28 Jahre seines Lebens in Gefangenschaft, zum Teil sogar unter besonders entbehrungsreichen Bedingungen wie Isolationshaft. Doch die Jahre im Arrest konnten ihm genauso wenig anhaben wie eine ganze Reihe persönlicher Schicksalsschläge. Drei Jahre nach seiner Freilassung im Februar 1990 erhielt Mandela den Friedensnobelpreis; noch ein Jahr später wurde er Südafrikas erster schwarzer Präsident.

Lance Armstrong, amerikanischer Ex-Radprofi, gewann zwischen 1999 und 2005 die Tour de France sieben Mal in Folge. Das Erstaunliche: 1996 bekam Armstrong die Diagnose Hodenkrebs im fortgeschrittenen Stadium. Zu diesem Zeitpunkt hatten sich in seiner Lunge und seinem Gehirn längst Tochtergeschwulste gebildet. Armstrongs Chancen zu überleben lagen bei weniger als 50 Prozent, doch er schaffte es. Armstrong selbst vermutete später, dass es nur Ausdauer, Kraft und das Überwinden seiner Ängste im Kampf gegen den Krebs gewesen sein können, die seine Erfolge im Radsport überhaupt erst möglich gemacht haben.

Karl S. ist Ende 20, als er völlig überraschend seinen Bruder Olaf verliert. Olaf campiert gemeinsam mit Freunden an der Ostsee, als sie von einer Gruppe Jugendlicher brutal überfallen werden; die Halbwüchsigen sind voll mit Drogen und Alkohol. Besinnungslos schlagen sie auf die Camper in den Zelten ein. Olaf stirbt an den Folgen der ihm zugefügten Verletzungen. Doch damit nicht genug: Die Täter flüchten, und niemand in dem Landstrich will etwas mitbekommen haben – zumindest lässt sich nichts zu dem Überfall in Erfahrung bringen. Die Polizei verschlampt Zeugenaussagen, verdächtigt falsche Täter. Als es endlich zum Prozess kommt, beschuldigen die Täter den toten Bruder im Nachhinein.

Sie werfen ihm vor, die Jugendlichen zuerst provoziert zu haben. Karl S. könnte an der Trauer und der Wut über diese Ungerechtigkeiten zerbrechen, er tut es aber nicht. Stattdessen einigt er sich mit der Kanzlei, für die er als gut bezahlter Steueranwalt arbeitet, auf einen Halbtagsjob. Die restliche Zeit, die ihm nun zur Verfügung steht, investiert Karl. S in die Verarbeitung seines Schicksals. So kümmert er sich fortan um Projekte für auffällige Jugendliche, die in der Region leben, in der er seinen Bruder verlor.

Verletzlich oder stark, sensibel oder unantastbar – es gibt viele verschiedene Möglichkeiten, Schicksalsschläge zu verarbeiten. Warum der eine so, der andere anders reagiert, war lange unklar. Jahrzehntelang lag das Augenmerk vor allem darauf, was die Menschen krank macht. Was ihre psychische Gesundheit fördern könnte, danach hat lange keiner gefragt. Die Experten gingen davon aus, dass die Reaktion von Faktoren abhängt, die wir selbst nicht beeinflussen können. So mussten die Gene, das Leben, die Umwelt als Erklärung dafür herhalten, wie wir sind. Heute aber weiß man, dass Menschen ihrem Schicksal nicht hilflos ausgeliefert sind. Mittlerweile gibt es sogar eine eigene Forschungsrichtung, die sich ausschließlich damit befasst: die sogenannte Resilienzforschung. Unter Resilienz (von lateinisch *resilire* – abprallen) verstehen Wissenschaftler die Fähigkeit, sich trotz widriger Umstände zu behaupten, den Herausforderungen des Lebens zu begegnen und entgegen der eigentlichen Logik auch daran zu wachsen.

Viele Märchen und Legenden leben davon, dass ihre Helden besonders resilient sind und sich nicht vom Schicksal unterkriegen lassen. Das bekannteste Beispiel sind Hänsel und Gretel. Sie wachsen in Armut auf. Die Mutter überredet den Vater in der Not, die Kinder in den Wald zu schicken. Doch Hänsel belauscht die Eltern bei ihrem Vorhaben und fasst einen Plan, um wieder nach Hause zu finden: Er lässt Kieselsteinchen fallen. Der zweite Versuch der Mutter, die Kinder loszuwerden, gelingt. Die Kinder irren im Wald umher, stoßen auf das Hexenhaus und werden von der Hexe gefangen. Später, als die Hexe Hänsel mästen will, trickst er sie aus und hält ihr ein ums andere Mal ein abgenagtes Knöchelchen entgegen. Als die Alte ungeduldig wird und ihn dennoch braten will, ergreift Gretel beherzt die Gelegenheit und schiebt die Hexe in den Ofen. Die Kinder nehmen die Schätze aus dem Hexenhaus mit und finden den Weg nach Hause. Dort erwartet sie der überglückliche Vater, die boshafte Mutter ist inzwischen gestorben. Offenbar hatten die Kinder während der ganzen Zeit im Wald und bei der Hexe immer darauf vertraut, dass ihre Odyssee eines Tages ein gutes Ende nehmen würde.

Doch wie genau verhält es sich mit der Resilienz? Wie schaffen es manche Menschen, mit großen psychischen Verletzungen und tiefen Narben zu leben, während andere schon an einem leichten Kratzer der Seele verzweifeln? Ist die Resilienz in uns angelegt, geben unsere Eltern sie uns mit auf den Weg? Sind wir alle mit dem gleichen »Schutzpaket« ausgestattet? Oder entwickelt sich Resilienz, lässt sie sich gar durch äußere Umstände fördern, beispielsweise durch das Aufwachsen in einer behüteten Familie?

Das Erkunden der seelischen Schutzhaut ist eine junge Wissenschaft. Einige Antworten hat sie schon gefunden, viele Sachverhalte sind aber noch Gegenstand der Forschung. Denn die Resilienzforschung hat ein Problem: Um seriöse Aussagen treffen zu können, müssen die Wissenschaftler Menschen von der Kindheit bis zum Erwachsenenalter beobachten. Ihr Verhalten kann daher nur in sogenannten Langzeitstudien analysiert werden. Hierfür beobachten Forscher eine Gruppe von Menschen über viele Jahre hinweg. Ist die Studie abgeschlossen, kann sortiert werden: Wer hatte welche Voraussetzungen, damit sich sein Leben so oder so entwickelte. Wegen des hohen Aufwands sind diese Studien nur selten – weltweit gibt es nur zwischen 40 und 50.

Die Wiege der Resilienzforschung liegt in den USA. Aus der Taufe gehoben wurde dieser Forschungszweig zunächst für militärische Zwecke, denn viele amerikanische Kriegsveteranen leiden bis heute unter den Folgen ihres Einsatzes für die Army, sind obdachlos oder Säufer und kommen im Alltag nicht mehr klar. Eine der umfangreichsten Studien hat die amerikanische Psychologin Emmy Werner durchgeführt. Sie untersuchte seit Mitte der 1950er Jahre immer wieder eine Gruppe von Kindern, die auf der hawaiianischen Insel Kauai geboren und aufgewachsen waren. Von der Schwangerschaft über die Geburt bis hin zum 40. Lebensjahr nahmen Werner und ihr Team achtmal die Daten der 698 Kinder auf (im Alter von 1, 2, 10, 18, 32 und 40 Jahren). Etwa 30 Prozent der Kinder waren dabei vier oder mehr Risikofaktoren ausgesetzt gewesen: Bei ihrer Geburt gab es Komplikationen, sie wurden in ärmliche Verhältnisse und schwierige Familiensituationen hineingeboren, oder ein Elternteil war seelisch krank.

Ziel der Studie war es insbesondere herauszufinden, wie sich schwierige Startbedingungen in Kindertagen auf das spätere Leben auswirken. Zu ihrer Überraschung entdeckten die Wissenschaftler, dass ein Drittel der rund 200 untersuchten Risiko-Kinder trotz widriger Lebensumstände zu erfolgreichen und selbstständigen Erwachsenen heranwuchs. Mit 40 Jahren war von ihnen keiner arbeitslos, niemand straffällig geworden, auf Sozialhilfe oder ähnliche Unterstützung angewiesen. Trotz all der Widrigkeiten war es ihnen gelungen, eine besondere Widerstandsfähigkeit zu entwickeln. Die Psychologin Emmy Werner folgerte daraus: Der Lebensstart in einer Risikofamilie bedeutet nicht zwangsläufig, dass man sich zu einer Person mit großen Problemen entwickelt.

Die Wissenschaftler begaben sich auf die Suche nach den Gründen, die die Kinder immun gegen die widrigen Umstände gemacht hatten. Sie fanden unter anderem heraus, dass eine enge emotionale Bindung zu jemandem außerhalb der engsten Familie wie einem Onkel, der Lehrerin, dem Pfarrer oder einer anderen vertrauenswürdigen Person vor späteren Problemen schützt. In diesem sicheren und liebevollen Umfeld entwickelten die Kinder Selbstvertrauen und die Fähigkeit, Probleme und soziale Konflikte eigenständig und selbstsicher zu lösen. Aber auch die Großfamilie, soziale Netzwerke wie Jugendgruppen oder eine Gemeinde, in denen die Heranwachsenden Verantwortung übernehmen, halfen, im späteren Leben innerlich stark zu sein.

Zusätzlich zu diesen äußeren Faktoren erkannte Werner

auch persönliche Eigenschaften als besonders vorteilhaft: Die Kinder, die sich resilient zeigten, waren neugierig, offen und flexibel, sie hatten eine positive, optimistische Einstellung zum Leben und waren besonders aktiv. Mit anderen in Kontakt zu treten und Konfliktsituationen zu lösen, war für sie daher ein Leichtes.

Alle Schutzfaktoren, so Werner, wirkten nie einzeln. Vielmehr beeinflussten sie sich je nach Lebensabschnitt gegenseitig und waren über die Zeit unterschiedlich bedeutsam – und hatten auch abhängig vom Geschlecht eine unterschiedliche Bedeutung. Mädchen waren insgesamt widerstandsfähiger als Jungen; bei ihnen stellten sich vor allem die für die Resilienz wichtigen Charaktermerkmale wie Offenheit, Zuversicht und Optimismus als schützend heraus. Resiliente Jungen dagegen zeigten seltener typisch männliche Charakterzüge wie Aggression, Risiko- und Gewaltbereitschaft. Für sie spielte die externe Bezugsperson eine besonders wichtige Rolle, um später gut durchs Leben zu kommen.

Resilienz bekommen wir einerseits mit in die Wiege gelegt. Andererseits wächst jedes Kind in unterschiedliche familiäre, persönliche und äußere Umstände hinein und wird hier gefördert – oder nicht. Doch die Entwicklung der seelischen Widerstandskraft hört nicht mit der Kindheit auf. Jeder Mensch kann gezielt trainieren, eine innere Schutzhaut aufzubauen und diese zu stärken.

Die Forschung zeigt, dass es Erwachsenen leichter fällt, ihre Widerstandskraft zu schulen, wenn sie über bestimmte Eigenschaften oder Charakterzüge verfügen. Dazu zählen

Optimismus, Akzeptanz, der Wille, eine Lösung zu finden, sowie die Fähigkeiten, eine Opferrolle zu verlassen und stattdessen Verantwortung zu übernehmen, Beziehungen zu gestalten und die Zukunft zu planen. »Jeder Mensch braucht eine individuelle Mischung dieser Eigenschaften; im Zusammenspiel macht das dann die persönliche Stärke aus«, sagt Hugo Körbächer, Resilienzexperte und Trainer mit eigener Praxis im niedersächsischen Lembruch. »Der eine braucht mehr Optimismus und Zukunftsplanung, der andere sollte sich bald wieder aus seiner Opferrolle begeben.«

Körbächer ist davon überzeugt, dass jeder zu seiner inneren Stärke gelangen kann: Alle Faktoren lassen sich trainieren. Wer einmal das Prinzip erkannt hat, wird immer wieder darauf zurückgreifen können. Gerade Männer können hier noch viel lernen, so Körbächer. »Vielen von ihnen gelingt es nicht, auf ihre Gefühle zu hören und zu ihren Grenzen zu stehen.« Dabei können Männer ebenso wie Frauen seelische Krisen verhindern, indem sie sich Mechanismen und Muster bewusst machen, die sie schwächen – indem sie diese zukünftig steuern oder einfach nicht mehr zulassen.

Optimismus

Eine resiliente Lebenshaltung ist von Optimismus geprägt. Für Menschen, die optimistisch sind, gibt es immer eine Lösung. Frei nach dem Motto: Wie schlimm die Situation auch sein mag – sie wird vorübergehen. Um Optimismus bewusst zu leben, hilft es, hoffnungsvoll und zuversichtlich zu sein. Statt sich also nach einem Misserfolg die Schuld zu geben, sollte man sich an vergangene Erfolge erinnern. Das mag auch gelingen, wenn man begreift, dass man selbst nur einen gewissen Einfluss hat, die Dinge zu verändern. Wer trotz diverser Schicksalsschläge positiv denken kann, wird nicht in einer Depression untergehen. Darüber hinaus sind resiliente Menschen dankbar für alles Positive, für sie ist nichts selbstverständlich.

Akzeptanz

Menschen, die mit innerer Stärke gesegnet sind, hadern nicht mit ihrem Schicksal. Ihnen gelingt es besser als anderen, die Realität zu akzeptieren. Durch ihr Reflexionsvermögen ist es für sie einfacher, selbstkritisch zu sein und sich zu fragen, was sie zukünftig anders oder besser machen könnten. Nur wer einen Strich unter die Dinge ziehen kann, ist auch offen für Neues. Gleichzeitig akzeptieren gefestigte Menschen, dass sie nicht auf alles Einfluss haben, und können so gelassener sein, als wenn sie sich für alles verantwortlich fühlen. Doch auch Gelassenheit will gelernt sein. Sie gibt es nur, wenn man auch »lassen« kann: die Partnerin, so wie sie ist, den Kollegen, dem der Chef den Vorzug auf eine angestrebte Position gegeben hat, ineffiziente Prozesse im Unternehmen. Zur Akzeptanz gehört es übrigens auch, sich selbst gegenüber toleranter zu sein. Wer sich annehmen kann, wie er ist, inklusive der weniger positiven Anteile, der lebt auf lange Sicht zufriedener und ist mit sich selbst und anderen versöhnlicher.

Lösungsorientierung

Männer stecken häufiger den Kopf in den Sand, hadern mit ihrem Schicksal oder warten einfach ab, dass sich für ihre

Schwierigkeiten Lösungen ergeben, sagt Körbächer. Menschen mit innerer Stärke verhalten sich da anders: Sie machen sich auf den Weg, werden kreativ und finden durch ihre Entscheidungen gute Mittel aus der Krise. Gleichzeitig stärken sie auch noch ihr Selbstbewusstsein. Wer eine anspruchsvolle Aufgabe zur eigenen Zufriedenheit löst, kann sich mit neu gewonnener, innerer Stärke auch anderen Schwierigkeiten stellen.

Verantwortung übernehmen

Es ist resilienten Menschen wichtig, Verantwortung für ihr Tun und Handeln zu übernehmen – und sich ihren eigenen Anteil an positiven und weniger positiven Situationen einzugestehen. Sie nehmen ihr Schicksal selbst in die Hand und sehen sich nicht als Produkt ihrer Eltern, der Umstände oder der Gesellschaft und lagern die Verantwortung somit nicht aus. Gleichzeitig erkennen sie an, was andere Menschen oder die äußeren Umstände zur jeweiligen Situation beigetragen haben – ohne die Verantwortung dorthin abzuwälzen.

Die Opferrolle verlassen

Menschen, die seelisch widerstandskräftig sind, sehen sich nicht selbst als Opfer oder verlassen nach einer ersten Verzweiflung ihre Opferrolle. Über kurz oder lang glauben sie daran, dass sie aktiv ihre Situation verändern können. Sie sind nach einer gewissen Zeit wieder in der Lage, die Regie ihres Lebens selbst zu übernehmen.

Beziehungen gestalten

Typischerweise haben Menschen, die innere Stärke in sich tragen, besonders stabile familiäre Beziehungen und knüpfen leichter intensive Freundschaften. Sie pflegen ihre Kontakte und können sich deshalb auch in schwierigen Situationen und persönlichen Krisen auf ihr soziales Netzwerk verlassen. Sie wissen, dass sie Probleme nicht allein bewältigen müssen.

Studien zeigen zudem, dass Menschen, die Familie, Freunde oder ein funktionierendes soziales Netzwerk im Beruf haben, besser mit Schicksalsschlägen klarkommen und sogar länger leben. Die Gründe dafür? Menschliche Kontakte, die in uns positive Gefühle wie Zuwendung und Geborgenheit auslösen, machen das Leben lebenswert.

Die Zukunft im Auge behalten

Was mich nicht umbringt, macht mich stark. Frei nach diesem Motto scheuen sich resiliente Menschen nicht, hin und wieder einen Blick in die Zukunft zu werfen und schon in der Gegenwart gezielt Alternativen in die Wege zu leiten. Sie sehen positiven und negativen Momenten schon mal vorab ins Auge und können sich deshalb innerlich besser auf die Ereignisse vorbereiten, die zukünftig eintreten könnten. So wird es sie nicht nachhaltig aus der Bahn werfen, wenn Sohn, Tochter oder der Partner geht oder ihnen der Job gekündigt wird. Egal, welche Veränderung im Leben ansteht – sie sind darauf vorbereitet.

Die Vorteile, die Menschen mit innerer Stärke gegenüber anderen Menschen haben, überraschen nicht: Sie leiden seltener unter körperlichen Beschwerden, erholen sich nach Schicksalsschlägen schneller, sind zufriedener und haben weniger Ängste und Depressionen.

Allein im stillen Kämmerlein die oben genannten sieben Faktoren mit Hilfe einschlägiger Literatur durchzuarbeiten, wird vermutlich bei den meisten Menschen nicht genügen, um widerstandsfähiger zu werden. Doch je nach persönlicher Situation können ein Wochenendseminar, ein paar Coaching-Termine oder ein längerfristig angelegtes Resilienz-Training den Grundstein zu mehr innerer Stärke legen.

Welcher Schritt für ihn persönlich der richtige ist, muss jeder selbst entscheiden. Innerlich stärker zu werden und weniger verwundbar zu sein, ist ein Prozess, der nicht von heute auf morgen ohne unser Zutun geschieht. Vielmehr hat die Wissenschaft gezeigt: Resilienz kann eingeübt und gestärkt werden. Möglich ist das in allen Lebensphasen und in jedem Alter. Die Mühe, sich auf den Weg zu machen, wird in jedem Fall belohnt: »Resilienz ist eine Kernkompetenz für ein gelingendes Leben«, glaubt Körbächer.

Essen für die gute Stimmung

Die Frage liegt nahe: Ob und wie lässt sich eine Depression verhindern? Gesünder essen, weniger Alkohol trinken, nicht mehr rauchen? Mehr Wellness oder täglich joggen? Die Antwort auf diese Fragen ist nicht neu: Es gibt keinen goldenen Weg – die Mischung macht's. Das gilt auch, um einer Depression vorzubeugen. Was am besten hilft, sollte jeder Einzelne für sich selbst herausfinden.

105 Minuten verbringen Deutsche täglich mit Essen und Trinken. Das ist sehr viel Zeit, die man sinnvoll nutzen sollte – um Seele und Gesundheit Gutes zu tun. Leider hat die Wissenschaft bislang noch kein einziges Lebensmittel entdeckt, das Melancholie und Grübeleien verhindern könnte. Schokolade beispielsweise enthält zwar Stoffe wie Anandamid, Phenylethylamin, Theobromin und Tryptophan. Bei allen Substanzen ist ein »beglückender« Effekt nachgewiesen: Die Aminosäure Tryptophan beispielsweise ist eine Vorstufe des Glückshormons Serotonin. Ist Serotonin in ausreichenden Mengen vorhanden, sind wir ausgeglichen und optimistisch. Phenylethylamin wiederum treibt den Serotoninspiegel in die Höhe. Anandamid hat einen berauschenden Effekt, denn es wirkt an den gleichen Rezeptoren wie Cannabis. Theobromin ist ähnlich aufgebaut wie Koffein. Schokolade enthält von alldem jedoch nur Spuren, wir müssten also 200 bis 300 Tafeln auf einmal essen, um eine rauschhafte Wirkung zu erzielen.

Die Vorstufe des Glückshormons Serotonin heißt Tryptophan. Es ist nebst Schokolade noch in Milch und Milchprodukten, Eiern, Erbsen und Nüssen enthalten. Tatsächlich kann eine Diät, bei der auf Produkte mit hohem Tryptophangehalt gänzlich verzichtet wird, vermehrt zu depressiven Symptomen führen. Das heißt jedoch im Umkehrschluss nicht, dass sich mit tryptophanreichen Nahrungsmitteln Depressionen verhindern ließen. Ohnehin kann unser Organismus nur einen Bruchteil des mit der Nahrung aufgenommenen Tryptophans tatsächlich in Serotonin umwandeln.

Am Ende ist sogar das Gegenteil der Fall: Tryptophan als Nahrungsergänzungsmittel kann bei längerer und hochdosierter Einnahme unsere Gesundheit schädigen. Typische Nebenwirkungen sind Veränderungen im Blutbild, Muskelschmerzen und Müdigkeit.

Ansonsten gelten die üblichen Regeln der gesunden Ernährung: Früchte und Gemüse, Fisch und Vollkornprodukte und pflanzliche Öle sorgen für eine gesunde Psyche, das haben Ernährungsstudien immer wieder gezeigt. Ein besonders wichtiger Bestandteil unserer Nahrung: die in pflanzlichen Ölen und frischem Fisch enthaltenen Omega-3-Fettsäuren. Vor allem fette Fische wie Lachs und Thunfisch enthalten hohe Mengen davon. Im Gehirn sorgen sie für eine verbesserte Signalverarbeitung und -übertragung. Laut den ersten Ergebnissen einer Studie der Universität Münster und der Berliner Charité, bei der die Probanden täglich eine Kapsel mit zwei Gramm Fischöl einnahmen, können Omega-3-Fettsäuren die Konzentration, die Aufmerksamkeit und das Gedächtnis verbessern und so einer Demenz vorbeugen. Gleichzeitig sollen die gesunden Fette auch das Risiko für eine Depression verringern.

Doch nicht nur die Inhaltsstoffe sind beim Essen wichtig, sondern auch die Menge. Wer zu viel isst und übergewichtig ist, ist für Depressionen anfällig. Eine ganze Reihe von Untersuchungen bestätigen, dass Übergewicht und Depressionen in einem engen Zusammenhang stehen. Sarah Markowitz und ihre Kollegen von der State University in New Jersey kamen im Jahr 2008 zu dem Schluss, dass sich beide Erkrankungen regelrecht bedingen – und damit äußerst komplexe Wechselwirkungen auftreten: Einerseits werden Übergewichtige oft von ihrer Umwelt gehänselt und ausgegrenzt. Starkes Übergewicht kann also zu sozialer Isolation und dadurch zu Depressionen führen. Dicke Menschen haben zudem oft ein negatives Bild von sich und wenig Selbstbewusstsein, dafür aber starke Schuldgefühle – alles Risikofaktoren für eine Depression. Für viele Betroffenen bedeutet Dicksein auch dauerhaften Stress, der sie anfälliger für depressive Stimmungen macht. Und Übergewicht ist häufiger mit finanzieller Not und großer Bewegungsarmut verbunden – ebenfalls Risikofaktoren für eine Depression.

Hubertus Himmerich und Mitarbeiter des Integrierten Forschungs- und Behandlungszentrums (IFB) für Adipositas-Erkrankungen in Leipzig konnten nachweisen, dass ein erhöhter Spiegel an sogenannten Zytokinen – Eiweißmolekülen, die für die Immunabwehr zuständig sind – zu Depressionen führen kann. Eine antidepressive Therapie verringere hingegen die Produktion dieser Botenstoffe, sagen die Wissenschaftler. Genau diese Zytokine oder Entzündungsstoffe kamen in anderen Studien vermehrt bei stark übergewichtigen Menschen vor; sie werden von den Fettmassen ausgeschüttet. Die Wissenschaftler gehen deshalb davon aus, dass die Entzündungsstoffe eine wichtige Rolle bei der Entwicklung von Depressionen bei stark übergewichtigen Personen spielen.

Eine ganze Reihe von Langzeitstudien konnte bisher zeigen, dass Menschen mit Übergewicht nach einer gewissen Zeit häufiger depressiv sind als Normalgewichtige. In einer Studie litten diejenigen, die am Studienbeginn zwar dick, aber nicht depressiv waren, nach fünf Jahren doppelt so häufig unter Depressionen wie Normalgewichtige. Allerdings scheinen Männer weniger anfällig für die psychischen Folgen von Gewichtsproblemen zu sein: Vor allem die übergewichtigen Frauen sind gefährdet, im Lauf ihres Lebens eine Depression zu entwickeln.

Sport und Bewegung können Depressionen vorbeugen – vor allem weil sie die Pfunde purzeln lassen. Abgesehen davon hat jede Sportart ihre Vorzüge: Beachvolleyball oder Fußball spielen stärkt das Wir-Gefühl, technische Sportarten wie Sportschießen oder Golfen fördern die Konzentration, und Laufen wirkt durch den rhythmischen Bewegungsablauf stark meditativ. Denn der Läufer konzentriert sich auf seine Atmung, auf die Schritte, auf den Weg. Er nimmt seine Umgebung bewusster wahr und erfreut sich dabei an den kleinen Dingen des Lebens: den morgendlichen Nebelschwaden, dem Glitzern der Sonne in einer Pfütze, dem Geruch von frisch gemähtem Gras. Der Alltagsstress verliert seine Bedeutung, Probleme können klarer gesehen, Prioritäten leichter gesetzt werden.

Apropos Stress: Die sportliche Bewegung sollte keinesfalls in Strapazen ausarten. Spaß und Freude sind wichtiger als ein ambitioniert ausgearbeiteter Trainingsplan für den nächsten Marathon. Gerade Männer vergessen das gern und fallen in alte Muster zurück, indem sie schon wieder neue Ziele ins Auge fassen.

Ungesunde Muster finden sich meist auch in anderen Lebensbereichen: das Auto mit einer Freisprechanlage ausgestattet, um in den Staupausen mit Kunden telefonieren zu können; ein Blackberry angeschafft, um die Wartezeiten am Flughafen oder in der Bahn zu überbrücken; die Akten aus dem Büro mit nach Hause genommen. Statt regelmäßiger Pausen optimieren wir ständig unseren Tagesablauf. Erholung passt nicht in unsere moderne Arbeitswelt.

Doch stopp! Einfache Strategien können Sie vor dem Hamsterrad schützen: Binden Sie bei der Arbeit Ihre Kollegen stärker ein, wenn Ihnen die Arbeit über den Kopf wächst. Keulen Sie nicht zwölf Stunden am Tag durch, sondern gehen Sie zwischendurch für 20 Minuten an die Luft und laden Ihre Batterien auf. Einer Studie zufolge reicht schon eine Viertelstunde Pause, damit Sie für die nächsten Stunden fit sind. Halten Sie Arbeitszeiten ein und feiern Sie Überstunden ab. Machen Sie aber nicht den Fehler, den Laptop zu Hause gleich wieder aufzuklappen!

Sie haben es in der Hand: Nehmen Sie sich eine Auszeit, schauen Sie nach neuen Zielen, lernen Sie, Wichtiges von Unwichtigem zu trennen, gestalten Sie Ihre Freizeit handy- und laptopfrei. Wann waren Sie das letzte Mal mit Ihren Kumpels beim Squash oder in der Sauna? Wissen Sie überhaupt, wie das neue Buch Ihres Lieblingsschriftstellers heißt? Finden Sie es heraus, jetzt ist Zeit dafür! Vielleicht wagen Sie auch mal was Neues? Meditieren Sie, erlernen Sie Autogenes Training oder machen Sie bei einem Kurs in Resilienz mit – Sie werden spüren, dass Sie Ihren Alltag zufriedener, ruhiger und weniger gestresst bewältigen können.

Echte Glücksgaranten

Der Alltag hält viele einfache Dinge bereit, die uns glücklicher machen. Welche genau das sind, können uns am besten Glücksforscher oder die Wissenschaftler der Positiven Psychologie sagen. Sie konzentrieren sich auf die Stärken, Tugenden und Ressourcen des Menschen, die er nutzen sollte, um ein nachhaltiges Zufriedenheits- und Glücksgefühl zu verspüren. Wer dieses Wissen zu nutzen weiß, dem kann es auch gelingen, sich vor Lebenskrisen zu schützen. Denn Glück kommt nicht von außen, und es fällt auch nicht vom Himmel herab.

Hierzu führte Martin Seligman, amerikanischer Psychologe und Begründer der Positiven Psychologie, schon in den 1970er Jahren eindrückliche Experimente durch: Er setzte Menschen schrillen Geräuschen aus. Die meisten von ihnen gaben es nach einer Weile auf, dem Krach zu entkommen. Selbst wenn sie später die Möglichkeit hatten, das Geräusch abzustellen – beispielsweise durch einen einfachen Knopfdruck –, nutzten sie diese nicht. Ein Drittel der Probanden in Seligmans Studie ließ sich allerdings nicht entmutigen. Sie unternahmen immer wieder einen neuen Anlauf, um das Geräusch loszuwerden – bis ihre Versuche von Erfolg gekrönt waren.

Wir sind also trotz landläufig oft gegenteiliger Meinung noch immer unseres Glückes Schmied. Die amerikanischen Glücksforscherinnen Lahnna Catalino und Barbara Fredrickson von der Universität North Carolina konnten zeigen, dass sich gute Gefühle erlernen lassen. In einer Studie mit 208 Probanden wiesen die Psychologinnen nach, dass grundsätzlich positiv gestimmte Menschen auch stärkere positive Gefühle bei emotionalen Handlungen wie helfen, mit anderen Menschen in Kontakt treten, lernen und meditieren erleben als Menschen, die eher in einer gedrückten Stimmung sind.

Für ihre Untersuchung hatten die Autorinnen die Probanden in »aufblühende«, »nicht aufblühende« und depressiv gestimmte Personen eingeteilt. Weil sie sich an kleinen Dingen erfreuen konnten und diese Freude intensiver wahrnahmen und genossen, schätzten sich die »Aufblüher« zwei Monate

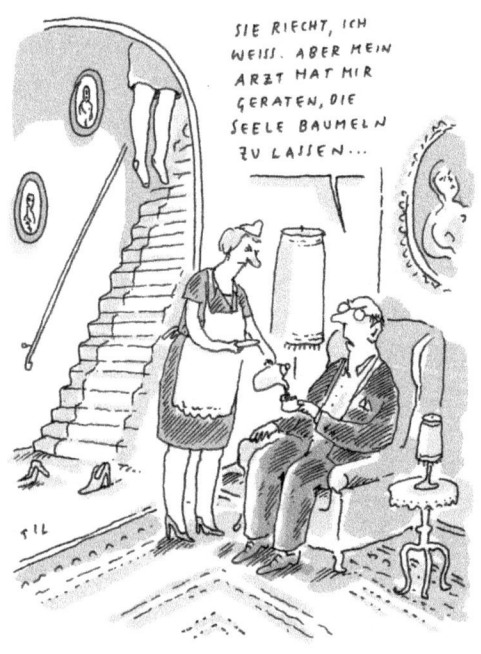

nach der ersten Befragung achtsamer ein und fühlten sich wohler. Positive Gefühle verschaffen uns also nicht nur angenehme Emotionen im jeweiligen Moment, sondern haben auch Langzeitwirkung. Sie sind der Anstoß für ein nachhaltiges Gefühl der Zufriedenheit. Im Umkehrschluss heißt das: Wer positive Handlungen im Alltag bewusst erlebt und sich davon einstimmen lässt, kann dadurch seinen Frohsinn dauerhaft steigern. Das geht nicht von heute auf morgen, sondern ist ein schrittweiser Prozess. Der Grundstein dafür scheint gelegt: In einer repräsentativen Umfrage der Bertelsmann-Stiftung aus dem Jahr 2007 gaben mehr als zwei Drittel der Befragten an, dass es für sie zum Glücklichsein wichtig sei, »sich an den kleinen Dingen des Lebens erfreuen zu können«.

Menschen mit positiven Gefühlen, guter Laune und einer optimistischen Lebenseinstellung wiederum nehmen Dinge um sich herum besser wahr. Dadurch gelingt es ihnen eher, schwierige Probleme zu lösen, sie sind gesundheitlich widerstandsfähiger und leistungsbereiter.

Eines ist dabei unabdingbar: Die positiven Emotionen müssen echt sein – also wirklich in Kopf und Bauch stattfinden. Wer sich dagegen zum Glücklichsein zwingt, tut seiner Gesundheit nichts Gutes.

Auch Untersuchungen mit Schulkindern haben gezeigt, wie wichtig positives Denken von Anfang an ist. Deshalb führte im Jahr 2007 die Willy-Hellpach-Schule in Heidelberg das Unterrichtsfach »Glück« ein, das die Schüler sogar als Abiturfach wählen können. Ihr Schuldirektor Ernst Fritz-Schubert gilt als Erfinder dieses modernen Fachs. Eine ganze Reihe von

Schulen in Deutschland und Österreich ist dem Heidelberger Beispiel mittlerweile gefolgt.

Die Botschaft des Unterrichts lautet: Finde dein Glück. Hier lernen die Schüler Lebenskompetenz, bekommen das Rüstzeug für eine starke Persönlichkeit und finden eigene Wege, wie sie sich motivieren können. Rollenspiele, Konzentrations- und Wahrnehmungsübungen, aber auch Sport oder Musik stärken in den Schülern wichtige Charaktereigenschaften wie Selbstvertrauen, Verantwortungsgefühl und Empathie. Gemeinsam mit ihren Tutoren sprechen sie im Unterricht über Lebensziele und finden ihre Stärken und Schwächen heraus. Glück, sagt Lehrer Fritz-Schubert, sei ein Idealzustand, der durch sinnvolles Erleben und Leben des Alltags erreicht werde.

Alex Bertrams, Juniorprofessor für Pädagogische Psychologie an der Universität Mannheim, begleitet das neue Fach aus wissenschaftlicher Sicht und geht der Frage nach: Fühlen sich Schüler, die an dem Unterricht teilnahmen, tatsächlich besser? Für seine Studie hatte der Psychologe 106 Schülerinnen und Schüler aus zwei Berufsschulen zu Beginn und Ende des Schuljahres befragt. Eine Gruppe der Schüler hatte das Schulfach belegt, die andere nicht. Schüler, die beim »Glück« mitmachten, fühlten sich insgesamt besser als diejenigen, die nicht teilgenommen hatten. Dabei zeigte sich, dass vor allem emotional stabile Schüler vom Fach »Glück« profitierten, jene also, die ohnehin weniger schnell in Stress geraten, seltener Ängste empfinden und sich insgesamt weniger Sorgen machen. Hier zeigt sich einmal mehr: »Wir neigen zu mehr oder weniger starken Glücksgefühlen, je nachdem wie wir veranlagt sind«, erklärt Bertrams das Phänomen. Darauf könnte das Fach »Glück« zukünftig noch mehr Einfluss nehmen. Denn Glücksgefühle und positives Denken ließen sich durchaus erlernen, so Bertrams. Wie sehr die eigene Einstellung zum Wohlbefinden beiträgt, zeigt folgendes Beispiel: Der Gedanke an den bevorstehenden Schulabschluss kann für jemanden, der an den Lernstress denkt oder für den die Angst vor den Prüfungen im Vordergrund steht, eher mit negativen Emotionen verbunden sein. Man kann ihn aber auch mit Glücksgefühlen über das dann Erreichte und die Möglichkeiten assoziieren, die sich einem dadurch auftun.

Die amerikanische Psychologin Barbara Fredrickson aus North Carolina entwickelte vor einigen Jahren sogar einen Glücksquotienten. Wer den zu seinem Lebensmotto macht, hat gute Chancen, ein glücklicherer Mensch zu sein. Auf jede schlechte Emotion sollten mindestens drei gute folgen, empfiehlt Fredrickson. Wer sich also über einen Kollegen geärgert hat, sollte sich danach für die gelungene Präsentation auf die Schulter klopfen oder für einen Moment innehalten, um sich an den ersten Sonnenstrahlen im Frühling zu erfreuen. Wer es schafft, sogar sechs positive Gefühle auf ein schlechtes folgen zu lassen, der hat die besten Voraussetzungen, um richtig aufzublühen, glücklich und zufrieden zu sein. Diese Spitzenwerte erreichen jedoch die wenigsten unter uns: Der Durchschnittsbürger kommt gerade mal auf zwei positive Gefühlsregungen, bevor wieder eine schlechte folgt. Wer innerlich positiver gestimmt sein möchte, sollte sich die folgenden Hinweise von Wissenschaftlerin Fredrickson zu Herzen nehmen:

- Gehen Sie Aktivitäten nach, die Forschungen zufolge besonders starke positive Gefühle auslösen: helfen, sich verabreden, spielen, lernen, meditieren.
- Konzentrieren Sie sich bewusst auf diese Aktivitäten und genießen Sie die Freude und Zufriedenheit, die sie auslösen.
- Geben Sie negativen Gedanken und Gefühlen nicht nach. Um ihnen Einhalt zu gebieten, müssen Sie sich erst einmal bewusst machen, dass Sie wieder in die Falle der schlechten Gefühle getappt sind.

Fredrickson geht es nicht um kurzfristige Glücksgefühle, wie sie ein Lottogewinn, der Kauf des neuesten Tablet-PCs oder ein leckeres Essen auslösen. Denn hier kehrt der Mensch nach einem kurzzeitigen Hochgefühl wieder zu seiner alten Grundstimmung zurück. Die Psychologin rät vielmehr dazu, sich im eigenen Leben wohliger zu fühlen, indem man zufriedener, positiver und gelassener ist. Diese positiven Emotionen seien der Türöffner zu einem glücklichen Leben.

Die Kraft aus dem Innern

Barbara Fredrickson hat mit ihren Forschungen auch untersucht, wie sich Meditieren auf das Seelenleben auswirkt. In einer ihrer Studien schickte sie etwa die Hälfte von 139 Probanden zu der sogenannten Open-Heart-Meditation; die andere Hälfte musste erst mal auf den Unterricht warten. Schon nach neun Wochen Meditation sahen die Probanden der ersten Gruppe einen größeren Sinn in ihrem Leben, blickten positiver in die Zukunft und erlebten ihre Liebesbeziehungen erfüllter. Sie waren sogar körperlich fitter. Die Ergebnisse bestätigen, was man bei den geistigen Übungen schon lange vermutete: Menschen, die regelmäßig meditieren, haben oft ein besseres Selbstwertgefühl, können belastende Lebensereignisse einfacher verkraften und behalten in Krisensituationen einen klaren Kopf. Die harmonisierenden Effekte der Meditation erklärt der Göttinger Neurobiologe Gerald Hüther damit, dass das Innehalten die Gedanken vom Alltag wegführt. Auch rhythmische, sich wiederholende Handlungen harmonisieren das Gehirn und machen uns so glücklicher. Dazu gehören selbst das Beten eines Rosenkranzes oder das Aufsagen von Mantras. Täglich eine Viertelstunde Pause, während der man der gewohnten Gedankenwelt entschlüpft, und die innere Unruhe schwinde, sagt Hüther.

Setz dich zu uns!

Millionen deutscher Männer eint die Leidenschaft des Fußballspiels. Egal, ob sie gemeinsam auf dem Platz dem Ball hinterherjagen, zusammen im Stadion ihre Mannschaft anfeuern oder sich auf der Fanmeile über dieses oder jenes Tor austauschen – die Gemeinschaft stärkt das Wir-Gefühl und macht zugleich deutlich, wie wichtig der Einzelne ist. Mit Gruppenzwang hat das nichts zu tun, im Gegenteil: Wir schließen uns einer Gruppe von Menschen mit den gleichen Interessen an und fühlen uns ihnen verbunden, weil sie ähnlich denken wie wir und die gleichen Empfindungen haben – sich über das Tor zum Sieg freuen, Lust haben, für eine Weltmeisterschaft um die halbe Welt zu reisen, oder stundenlang im Regen verharren, um ein Autogramm ihres Idols zu ergattern. Alles zusammengenommen ergibt das Gefühl von Vertrauen, Geborgenheit und Glück.

Erfahrungsgemäß sind Menschen in stabilen Beziehungen und mit Freunden glücklicher als Menschen, die allein sind. Denn sie fangen uns in schwierigen Momenten auf, reflektieren unser Verhalten und mögen uns so, wie wir sind. Wie wichtig Freunde und Partnerschaft genau sind, hat die Bertelsmann-Stiftung in ihrer Untersuchung unter 1000 Personen abgefragt: Freunde schnitten mit 64 Prozent ab, eine intakte Partnerschaft zählte mit 63 Prozent zu den wichtigsten Garanten des persönlichen Glücks.

Hilfe von oben

Der Glaube ist für viele Menschen ein Geschenk. Nicht umsonst sind religiöse Menschen häufig glücklicher als religiös ungebundene oder gar Atheisten, das belegen zahlreiche Studien. Denn Glaube gibt Zuversicht und lässt hoffen – unter allen Umständen. Gerade in verzweifelten Situationen, in denen wir Verluste, Trennungen und Unglücksfälle verarbeiten müssen, finden Menschen im Glauben Trost. Auch wenn der Verlust ungerecht erscheint, das Tun anderer grausam und unfair, die Krankheit lebensbedrohlich, durch den Glauben gibt es die Möglichkeit auf ein Morgen. Durch diese

Hoffnung können wir über uns selbst hinauswachsen, indem wir Geduld mit uns selbst und unseren Mitmenschen haben, durch Wachsamkeit, Treue und das Hinnehmen von Schwierigkeiten. Der Glaube wird zur seelischen Stütze, mit ihm sehen wir die Welt mit anderen Augen, mit einem positiven Blick. Praktischerweise lässt sich der Glaube im Gebet ausdrücken. Durch das persönliche Zwiegespräch kann der Glaubende Ruhe finden – innehalten, Abstand gewinnen, die Blickrichtung wechseln.

Wandern für die innere Balance

Viele Menschen auch aus der westlichen Welt haben das Pilgern für sich entdeckt. Viele wandern allerdings nicht wegen ihres Glaubens, sondern um durch die Auszeit auf andere Gedanken zu kommen. Ein berühmtes Beispiel ist Hape Kerkeling. Der deutsche Entertainer lief im Jahr 2001 den Jakobsweg von der spanisch-französischen Grenze bis nach Santiago de Compostela, insgesamt fast 800 Kilometer. Genau wie Kerkeling beschreiben viele Pilger, dass das ewige Marschieren demütig mache: die körperlichen Anstrengungen, das frühe Aufstehen, der sich kaum ändernde Tagesablauf. Das Erleben, aus eigenem Willen und mit eigener Kraft die nächste Etappe bewältigt oder gar das Pilgerziel erreicht zu haben, stärkt das Selbstwertgefühl. Viele Schwierigkeiten und Probleme erscheinen nach der erfolgreichen Durchführung einer Pilgerreise in einem ganz anderen Licht. Sie sind weniger einschüchternd und nicht länger unüberwindbar. Dieses

Phänomen nennen Experten »Selbstwirksamkeit«. Hape Kerling brachte der Jakobsweg nicht nur innige Freundschaften ein und sein Seelenheil zurück; sein Reisebericht *Ich bin dann mal weg* verkaufte sich vier Millionen Mal und wurde zum Bestseller.

Freizeit und Freisein

Liebhabereien oder Steckenpferde sind wichtig für die psychische Gesundheit. Denn auch sie können das Selbstwertgefühl des Einzelnen stärken. Freude machen können mehr oder weniger spektakuläre Hobbys: Freeclimbing oder Kitesurfen, das Erkunden von Vogelstimmen oder das Züchten seltener Rosensorten. Bei seinem Hobby kennt der Mann sich gut aus, trifft bei den entsprechenden Hotspots auf Gleichgesinnte oder fachsimpelt mit ihnen auf Messen oder einschlägigen Treffen. Egal, ob Sie gern im Garten wühlen, Goldfische züchten oder leidenschaftlich gern kochen: Ein aktives, ausgefülltes Leben kann Sie vor Depressionen schützen. Wer in seinem Hobby aufgeht und sich begeistern kann, baut Stress ab, erhöht sein Glückslevel und bleibt in Schwung. Passivität und Lethargie hingegen sind ein wahrer Nährboden für Depressionen.

Du kannst das!

Am Leibniz-Institut für Neurobiologie in Magdeburg beschäftigen sich Wissenschaftler mit Glücksgefühlen, die durch das Lernen ausgelöst werden. Nach den Erkenntnissen der Arbeitsgruppe von Henning Scheich, Direktor der Abteilung Akustik, Lernen, Sprache des Instituts, erleben bereits Kinder Glücksmomente, wenn sie lernen – ausgelöst durch das Belohnungssystem im Gehirn. Es arbeitet mit verschiedenen Botenstoffen wie Endorphinen, Dopamin, Glutamat und Gamma-Aminobuttersäure (GABA), die zum Beispiel ausgeschüttet werden, wenn das Kind erfolgreich eine Matheaufgabe löst. Wird das Belohnungssystem aktiviert, überschwemmen die Botenstoffe das Gehirn und lösen bei den Kindern Glücksgefühle aus. Das motiviert sie, gleich weiterzurechnen. Wenn die Kinder also Erfolge erleben, haben sie auch Lust zum Lernen. Gleichzeitig sollte die Aufgabe sie herausfordern, denn erst durch die rechte Mischung zwischen Herausforderung und Erfolg erlebt das Gehirn den Hormonrausch.

Doch nicht nur Kinder sind glücklich, wenn sie lernen. Lernen und Neugierde sind grundlegende menschliche Bedürfnisse, die auch beim Erwachsenen positive Gefühle auslösen. Zu diesem Ergebnis kam auch die Umfrage der Bertelsmann-Stiftung »Glück, Freude, Wohlbefinden – welche Rolle spielt das Lernen?«: Vier von fünf Befragten glaubten daran, dass lebenslanges Lernen das persönliche Glück und Wohlbefinden positiv beeinflussen. Dank der modernen Hirnforschung weiß man heute, dass das Belohnungs- oder Glückszentrum immer dann anspringt, wenn der Mensch etwas Neues erfährt.

9 Von Fall zu Fall

Torschlusspanik in der Mitte des Lebens

Jahrelang läuft sein Leben perfekt: Thomas H. studiert Medizin in Greifswald und Rom. Dass er eines Tages Hautarzt werden will, steht längst fest. Im letzten Studienjahr lernt er Stella Rose kennen, seine spätere Frau. Sie arbeitet als chemisch-technische Assistentin in dem Labor, wo auch Thomas H. für seine Doktorarbeit experimentiert. Gemeinsam zieht das junge Paar nach Hannover. Hier arbeitet H. fünf Jahre in der Uniklinik, später als Oberarzt in einem evangelischen Krankenhaus. Er heiratet seine langjährige Freundin und bekommt mit ihr zwei Söhne. Wie der Zufall es will, ist sein Schwiegervater ebenfalls Hautarzt und möchte seine Praxis aufgeben. Mit dem Schwiegersohn als Nachfolger kann er beruhigt in Rente gehen. Der junge Hautarzt baut den »Familienbetrieb« komplett um und richtet sich und seinen fünf Mitarbeitern eine schicke Praxis im Herzen der niedersächsischen Hauptstadt ein. Für seine Familie kauft er ein großes Haus; Thomas H. und seine Frau lassen die Villa in Waldheim mit Blick auf den städtischen Park für mehrere hunderttausend Euro sanieren.

Um seinen 40. Geburtstag herum fängt Thomas H. jedoch an zu grübeln: Er macht sich Gedanken über das Älterwerden, fragt sich, ob es richtig war, die Praxis des Schwiegervaters zu übernehmen und das teure Haus zu kaufen. Eigentlich wollte er doch noch so viel erleben, mit seinem besten Freund den Himalaya besteigen, mit dem Wohnmobil Amerika durchkreuzen. Nun sitzt er in Hannover, ist seit 15 Jahren verheiratet, hat zwei Kinder und muss noch jahrzehntelang einen Haufen Schulden für Haus und Praxis abzahlen. Was soll da noch kommen? Auch äußerlich machen sich seine Unzufriedenheit und seine Zweifel bemerkbar.

Der Arzt kleidet sich plötzlich wie seine mittlerweile pubertieren-
den Söhne: Er legt sich enge, bunte Hosen und Turnschuhe zu.
Und er bestellt sich ein sündhaft teures Rennrad. Als ihm seine
Frau eröffnet, dass sie wieder schwanger ist, fühlt er sich völlig
überrumpelt. Auch das noch! Im Gegenzug eröffnet H. ihr, dass
er mit seiner 20 Jahre jüngeren Fitnesstrainerin ein Verhältnis
hat.

Das sagt der Experte:
Die sogenannte Midlifecrisis ist wie eine Notbremse, die vor
allem Männer zwischen 40 bis 50 Jahren ziehen – meist aus
Angst vor der zweiten Lebenshälfte. Noch etwas ändern, bevor es zu spät ist. Noch einmal erleben, wie sich das Jungsein
anfühlt. Noch mal testen, was geht – so oder ähnlich beschreiben die Männer die Gründe für ihre inneren Zweifel und äußeren Veränderungen, die sie und ihre Familien oft in eine
tiefe Lebenskrise stürzen. Sie grübeln, ob das bisher Erreichte
sie wirklich glücklich macht und warum andere Dinge noch
nicht geklappt haben. Hinzu gesellen sich erste körperliche
Anzeichen des Alters wie ein Bauchansatz oder graue Haare.

Nicht selten ähnelt die – keineswegs krankhafte – Lebenskrise in der Mitte des Lebens der Pubertät; auch hier
stellen die Emotionen noch einmal alles komplett auf den
Kopf. Oft treibt auch der gesellschaftliche Trend, nicht er-
wachsen werden und keine Verantwortung übernehmen zu
wollen, die Männer von heute in die Krise. Ungern wollen sie
sich einschränken oder auf etwas festlegen lassen. Wer in einer Beziehung lebt und die Identitätskrise überlebt, kann mit
der Partnerin gewachsen aus der Midlifecrisis hervorgehen.

Single-Männer müssen sich ranhalten: Sie werden nach einer Krise nicht selten komplett beziehungsunfähig.

Bevor aus der Midlifecrisis ein Strudel wird, aus dem sie allein nicht mehr herauskommen, sollten betroffene Männer sich in einer Beratung, einem Coaching oder der Familientherapie konkrete Tipps holen. Hier können sie Fragen klären, sich mit ihren Ansprüchen auseinandersetzen und wieder ein Gefühl für die Realität bekommen, in der sie leben. Zudem unterstützen die Therapeuten sie dabei, Entscheidungen zu treffen, die die belastende Situation oft entschärfen können.

Gefangen in der Erschöpfungsspirale

Begonnen hat alles mit einer schmerzenden Wirbelsäule: Seit Jahren spürt der Altenpfleger Wolfram S. Beschwerden in der Lenden- und Halswirbelsäule; oft schmerzen ihm auch die Knie. Seiner Arbeit als Pfleger in einem Seniorenheim ging der 52-Jährige lange Jahre mit Spaß und Enthusiasmus nach. Irgendwann aber kam ihm öfter der Gedanke, dass er sich für die alten Menschen aufopfert, ihm aber keiner dafür dankt. Doch S. hält durch, ist aber zunehmend frustriert; im Stillen macht er böse Scherze über seine Kollegen. Wenn mal wieder alle etwas gleichzeitig von ihm wollen, rettet er sich in zynische Bemerkungen über die Heimbewohner. Nach 15 Jahren als Pfleger fühlt sich der Familienvater freudlos und niedergeschlagen, hat keinen Antrieb mehr, will niemanden mehr sehen. Sein Alltag erscheint ihm »schwarz überschattet«, auch die Rückenschmerzen nerven. Nachts kann er nicht mehr schlafen, liegt grübelnd im Bett, tagsüber ist er müde und erschöpft.

Dass er so »nicht weitermachen kann«, wird Wolfram S. klar, als er die Arbeitsstelle wechseln muss. In einem neuen Pflegeheim muss er sich in kurzer Zeit als Leiter eines Wohnbereichs einarbeiten, die Kollegen kennenlernen und für sich gewinnen. Schon nach wenigen Wochen stellt er fest, dass es auf seiner Station viel zu wenig Personal gibt, dass er zeitlich sehr viel eingespannter ist als früher und auch organisatorisch höhere Anforderungen an ihn gestellt werden. Hinzu kommen Schichtdienste, die dazu führen, dass seine Frau mit den Kindern am Wochenende oft allein auf die gemeinsame Datsche fahren muss. Nun hat S. endgültig das Gefühl, niemandem mehr gerecht zu werden, weder den Patienten und Kollegen im Heim noch seiner Familie zu Hause. Nach einem heftigen Streit mit dem Vorgesetzten, in dem ihm eine bessere Bezahlung verwehrt wird, verschärft sich die Situation: Er kann sich nun gar nicht mehr zu seiner Arbeit motivieren. Bei der Pflege der Patienten wie auch seinen organisatorischen Pflichten unterlaufen ihm Fehler. Er ist gestresst und innerlich angespannt.

Das sagt der Experte:

Das Wichtigste zuerst: Das Burnout existiert bislang in Deutschland nicht als Diagnose. Der Begriff stammt aus der Arbeitspsychologie und umschreibt ursprünglich das Gefühl des Ausgebranntseins bei Menschen in pflegenden Berufen. Experten verstehen darunter heute einen chronischen Erschöpfungszustand, der zu Depressionen, Schmerzsyndromen, Tinnitus, Bluthochdruck oder chronischen Infektionskrankheiten führen kann. Typisch ist, dass die Betroffenen aus der Erschöpfungsspirale allein nicht herauskommen, weil sie direkt mit ihrer Arbeit verknüpft ist. Vor allem nach der teilweise verwirrenden Berichterstattung der vergangenen Monate betonen Experten immer wieder, dass nicht jede Arbeits- und Alltagsbelastung als Burnout gedeutet werden sollte. Gleichzeitig dürfen Erschöpfungszustände nicht auf die leichte Schulter genommen werden – sie können erste Anzeichen für eine Depression sein. So endet einer finnischen Studie zufolge jedes zweite Burnout in einer Depression.

Im Fall des Patienten Schulz wurde in der Psychotherapie klar, dass der Erschöpfungszustand Ausdruck eines schon lange bestehenden Gefühls der Überforderung war. Schon nach ein paar Sitzungen schafft er es jedoch, sich im Alltag besser abzugrenzen, wenn ihm die Patienten oder die Familie mal wieder zu viel abverlangen. In Konflikten mit dem Chef kann er sich mittlerweile besser behaupten, weil er seine eigenen Forderungen und Wünsche ernster nimmt. Ihm gelingt es immer besser, mal Nein zu sagen, wenn sein Chef ihn für Projekte einspannen will, die in der vereinbarten Arbeitszeit nicht zu schaffen sind.

Wenn plötzlich alles anders ist

Der Industriekaufmann Werner M. ist frisch berentet, als er nach einem Morgenspaziergang seine Ehefrau tot im Badezimmer findet. Herzinfarkt, glauben die Freunde, und in diesem Glauben lässt er sie. Dreißig Jahre waren die beiden verheiratet, für beide war es die zweite Ehe. Alles haben sie miteinander geteilt: das Haus, die Freunde und Hobbys wie Tennisspielen und Radfahren. Der Tod der Ehefrau bedeutet für den 59-Jährigen einen schweren Verlust. Völlig unerwartet steht er allein da. Der frische Witwer kann nicht mehr schlafen, Geldsorgen treiben ihn um. Ohne sein Wissen hatte seine Gattin eine Hypothek auf das gemeinsame Haus aufgenommen, denn sie hatte Spielschulden. Und das ist nicht das einzige Geheimnis, das Werner M. auf der Seele lastet. Seine Frau war alkoholabhängig, und eine Leberzirrhose die eigentliche Todesursache. M. gerät in einen heftigen inneren Konflikt: Auf der einen Seite trauert er, weint, geht täglich ans Grab und spricht mit ihr. Auf der anderen Seite ist er unbewusst wütend und ärgerlich, dass sie ihre Süchte nicht beherrschen konnte und ihn deshalb nun allein gelassen hat. Martens' Freunde und Nachbarn bemerken, dass er sich zwar die allergrößte Mühe gibt, den Verlust zu akzeptieren und zu bewältigen, dass ihm das jedoch nicht gelingt. Er ängstigt sich vor dem Alleinsein, befürchtet, dass sich die befreundeten Paare von ihm als nun Alleinstehendem abwenden werden, und zieht sich deshalb von sich aus zurück. Er geht nicht mehr ans Telefon, und auch die Wohnungstür öffnet er nur noch selten.

Das sagt der Experte:
Hinter dieser schweren Trauerreaktion verbirgt sich eine sogenannte Anpassungsstörung. Sie wird typischerweise durch ein einschneidendes Ereignis ausgelöst, das das Leben eines Menschen grundlegend verändert. Das kann die Trennung von dem langjährigen Partner genauso wie der Tod eines geliebten Menschen sein, ein beruflicher Misserfolg oder eine

schwere körperliche Erkrankung. Das Ereignis verändert das Leben des Betroffenen auf lange Sicht, im Falle einer Trennung zum Beispiel spaltet sich der Freundeskreis. Im Falle des Todes muss der Zurückgebliebene mit einem neuen Alltag als alleinstehender Witwer zurechtkommen.

Bei einer Anpassungsstörung gelingt das nicht oder nur schwer, sie geht daher oft mit einer depressiven Stimmung, Angst, Anspannung, Ärger, Sorge oder einer Mischung aus diesen einher. Meist bleiben diese Beschwerden nur ein paar Wochen bestehen, in seltenen Fällen aber bis zu einem halben Jahr. Die Anpassungsstörung trifft vor allem Menschen, die einerseits psychisch anfällig sind. Andererseits ist klar, dass sie ohne den aktuellen Auslöser kein psychisches Problem hätten.

Die Anpassungsstörung ist die häufigste psychische Beeinträchtigung, die sich wie bei Martens durch Unruhe, Schlafstörungen und Gewichtsverlust sowie durch körperliche Beschwerden bemerkbar macht. Viele Menschen versuchen zunächst, die aktuellen Probleme im Alleingang zu bewältigen. Wer aber merkt, dass er mit den alltäglichen Dingen nicht mehr zurechtkommt, sollte sich Hilfe durch eine Kurzzeit-Psychotherapie holen. Ist die Störung nur leicht ausgeprägt, führt der Therapeut mit dem Patienten entlastende und stützende Gespräche, diskutiert mit ihm, mit welchen Strategien er die akuten Veränderungen selbst bewältigen könnte, und gibt begleitend Medikamente wie zum Beispiel Antidepressiva. Fallen dem Patienten die täglichen Dinge schwer und kann er sich schwer zu etwas aufraffen, wirken sie eher antriebssteigernd. Ist er hingegen unruhig und kann nicht schlafen, verschreibt der Arzt oder Psychologe eher beruhigende Mittel.

Wenn das Leben dich einholt

Seit Jahren hat der Hochschullehrer für Physik Jürgen M. alle Hände voll zu tun: die Vorlesungen, seine Frau zu Hause, die seit Jahren an multipler Sklerose erkrankt ist, der regelmäßige Sport, ohne den er sich »lebensmüde« fühlt. Auch nach der Pensionierung arbeitet der 69-Jährige noch an der Universität weiter, unterstützt den Nachfolger, hält Vorträge im Ausland. Sein Leben ist auf Effizienz ausgerichtet, jede halbe Stunde nutzt Mönch »sinnvoll«.

Als er bei einer Routineuntersuchung von seinem Urologen erfährt, dass bei ihm der Verdacht auf Prostatakrebs besteht, bricht Mönchs Kartenhaus zusammen, sein minutiös geplantes Leben gerät ins Wanken. Völlig überwältigt von seinen Ängsten kann er keinen klaren Gedanken mehr fassen. Seiner Frau mag er sich nicht anvertrauen, ihre Krankheit überschattet das gemeinsame Leben seit Jahren; ein zusätzliches Problem würde sie nur noch mehr beunruhigen. Doch sie bemerkt schnell, dass etwas mit ihrem sonst so fidelen Mann nicht stimmt: Er liegt tagelang erschöpft zu Hause auf dem Sofa, sagt alle Termine ab. In einem gemeinsamen Gespräch berichtet er ihr von dem Krebsverdacht und fühlt sich danach sofort entlastet. Zusammen finden die beiden heraus, dass er es nicht schafft, die drohende Diagnose allein zu verarbeiten; dass es ihn überfordert herauszufinden, welches die richtigen Schritte im Falle einer Krankheit wären; dass er sich

*getrieben und ruhelos fühlt und erstmals überwältigt ist von sei-
nem bisher so »optimal geplanten« Leben.*

Das sagt der Experte:

Wie der Name es bereits sagt, reagiert ein Mensch bei einer
sogenannten akuten Belastungsreaktion auf eine plötzlich
eingetretene, starke körperliche oder seelische Belastung.
Fachleute umschreiben das auch mit dem einfachen Begriff
der Stressreaktion. Das kann wie bei Jürgen Mönch die Diagnose einer schweren Erkrankung sein, aber auch ein Unfall
oder der plötzliche Verlust der Arbeit. Typisch ist, dass die Beschwerden innerhalb kurzer Zeit auftauchen, sich verändern

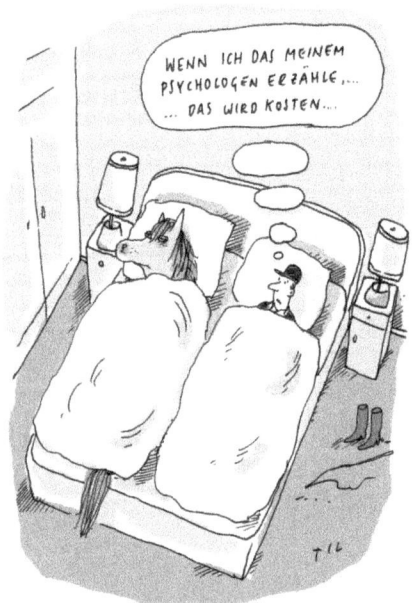

und dann wieder von selbst abklingen. In der akuten Belastungsphase fühlen sich die Patienten allerdings betäubt, sind unkonzentriert, oft desorientiert, ihr Bewusstsein ist eingeschränkt, und sie ziehen sich sozial zurück. Oft zeigen sie auch körperliche Symptome wie Schwitzen, Erröten oder Herzrasen. Da die akute Belastungsreaktion meist von allein abklingt, benötigen die Patienten – wenn überhaupt – nur eine kurze psychotherapeutische Krisenintervention. Hier klärt der Psychotherapeut ab, ob der Patient akut gefährdet ist, sich selbst umzubringen, oder ob er unter schweren Ängsten leidet. Er gibt Tipps, damit der Patient die eingetretene Situation als weniger bedrohlich erlebt und mit welchen konkreten Handlungen er ihr entkommt. Je nach Schweregrad erhält der Patient zudem dämpfende Antidepressiva, manchmal auch kurzzeitig Benzodiazepine, also Beruhigungsmittel.

Wenn die Melancholie das Ruder übernimmt

Patrick S. ist Regisseur. Doch seit dem Ende des Studiums hat ihn bislang noch keine Produktionsfirma für einen größeren Auftrag verpflichtet. Einige Anläufe hat der junge Mann bereits unternommen, um sich bei möglichen Auftraggebern vorzustellen. Doch immer wieder vertrösten ihn die Chefs der Produktionsfirmen; mehrere Initiativbewerbungen schicken sie ihm mit einer Absage zurück. S. ist von der Situation frustriert und ohne Hoffnungen. Ihm fällt es zunehmend schwer, sich wieder und wieder telefonisch nach Jobs zu erkundigen, denn er ahnt schon, dass er keinen Erfolg haben wird. Noch bevor er den Hörer in die Hand nimmt, ist er unwirsch und unkonzentriert und schleicht unruhig wie ein Tiger im Käfig in der Wohnung umher. Nach und nach leidet auch der normale Alltag unter der angespannten Arbeitssituation: Nur mit Mühe schafft es der Kreative, einzukaufen oder seinen Eltern einen Kaffee zu kochen, als die ihn überraschend besuchen. Vor allem aber zerbricht die Beziehung zu seiner langjährigen Freundin. Seine negative Stimmung, das ewige Streiten um Nichtigkeiten, seine Gereiztheit und vor allem die cholerischen und aggressiven Anfälle stören sie so sehr, dass sie sich von ihm trennt. Ohne dass es wirklich jemandem auffällt, zieht Patrick S. sich danach sozial komplett zurück, beantwortet keine E-Mails mehr, ruft Freunde nicht zurück, selbst wenn sie ihn darum bitten. Nach wenigen Wochen rutscht er endgültig ab: Er verlässt die Wohnung nicht mehr und isst nur noch, wenn der Nachbar ihm abends ein paar Nudeln vor die Tür stellt.

Das sagt der Experte:

Es ist nicht ungewöhnlich, dass depressive Menschen ihre Krankheit zunächst nicht wahrhaben wollen. Statt zu begreifen, dass ihre Traurigkeit und Gemütsschwere mehr als eine schlechte Phase sind, reagieren sie angespannt und unruhig, sind permanent aggressiv und gereizt – vor allem Männer. Oft sehen sie ihr Leben durch eine schwarze Brille völlig verzerrt: Misserfolge erscheinen überwältigend groß, persönliche Erfolge erschreckend klein. Alle anderen Menschen sind und können alles besser als man selbst.

Diese Selbstentwertung, wie die Fachleute das Phänomen nennen, ist eine häufige Begleiterscheinung der Depression.

Sie kann zu Suizidgedanken führen. Nicht nur deshalb brauchen Depressive und vor allem suizidale Menschen dringend Hilfe in Form einer ambulanten oder stationären Psychotherapie. Mit der Unterstützung des Therapeuten lernt der Patient, die Ereignisse wieder realistischer einzuordnen und an seinem Selbstwertgefühl zu arbeiten. Je nachdem wie es ihm geht, verschreibt der Therapeut begleitend zur Psychotherapie ein Antidepressivum.

Dank

Wir möchten allen danken, die uns bei der Vorbereitung, den Recherchen, während des Schreibens und bei der Produktion dieses Buches unterstützt haben. Vor allem danken wir den zahlreichen Männern, die uns an ihren sehr intimen und privaten Sorgen und Erlebnissen teilhaben ließen.

Ebenso gilt unser Dank allen Experten, die sich die Zeit genommen haben, mit uns zu sprechen, und die bereit waren, uns ihr Wissen, ihre Expertise und ihre Forschungsergebnisse zur Verfügung zu stellen.

Wir danken unseren Lektorinnen Monika König und Karin Weber, die uns zu diesem Buch bereits zu einem Zeitpunkt ermuntert haben, als noch kein Mensch von Burnout und Depressionen gesprochen hat.

Vor allem aber möchten wir Prof. Manfred Wolfersdorf danken, der nicht nur viele Stunden mit uns über die Männerdepression gesprochen hat, sondern es uns auch ermöglichte, immer wieder in Kontakt mit Betroffenen zu treten. Ihm und seinem Team vom Bezirkskrankenhaus Bayreuth gilt unser höchster Respekt. Manfred Wolfersdorf hat uns außerdem durch die unterschiedlichen Phasen der Buchentstehung professionell begleitet und die wesentlichen Inhalte mit kritischem Blick geprüft.

Markus und Axel danken wir für ihre Geduld und für ihre Gelassenheit auch in Zeiten höchster Anspannung.

Anhang

Internetadressen und Literatur

Depressionen allgemein

Internet:

www.telefonseelsorge.de
Beratung durch die Telefonseelsorge in Krisensituationen: Tel. 0800/
111-0-111.

www.deutsche-depressionshilfe.de
Bundesweites Netzwerk für eine bessere Forschung und Versorgung
von Depressionskranken. Mit Selbsttest, Informationsvideo zur Behandlung, Diskussionsforum, Liste von Krisendiensten und Kliniken.

www.buendnis-depression.de
Verein, der die gesundheitliche Situation depressiver Menschen verbessern möchte. Mit ausführlichen Informationen über die Erkrankung
und Materialien zum Bestellen.

www.bag.admin.ch/themen/medizin/00683/03923/index.html
Bündnis gegen Depressionen in der Schweiz.

www.buendnis-depression.at
Bündnis gegen Depressionen In Österreich.

Literatur:

Forum für seelische Gesundheit (Hrsg.): *Depression. Ein Ratgeber.* Zu
bestellen unter Tel. 06131/28 07 51, 56 Seiten, 3 Euro.

Hegerl, Ulrich; Althaus, David; Reiners, Holger: *Das Rätsel Depression:
Eine Krankheit wird entschlüsselt.* C. H. Beck, 2005.

Riecke-Niklewski, Rose; Niklewski, Günter: *Depressionen überwinden:
Niemals aufgeben!* Stiftung Warentest, 2010.

Wolfersdorf, Manfred: *Depression: Die Krankheit bewältigen.* Balance Buch + Medien, 2010.

Wolfersdorf, Manfred: *Depressionen verstehen und bewältigen.* Springer, 2011.

www.akdae.de/Arzneimitteltherapie/Patientenratgeber/index.html

Patientenratgeber »Depression«, erstellt von der Techniker Krankenkasse mit fachlicher Unterstützung der Arzneimittelkommission der deutschen Ärzteschaft (AKDAE), erschienen 2011.

www.versorgungsleitlinien.de/patienten/depressioninfo

Ratgeber über den aktuellen Stand der wissenschaftlichen Erkenntnisse zur Diagnostik und Behandlung depressiver Erkrankungen. Mit Beratungs- und Hilfsangeboten, erschienen 2011.

Männerdepressionen und Burnout

Internet:

www.mengetdepression.com

Informationskampagne von rund 20 US-amerikanischen Organisationen aus dem Gesundheits- und Sozialbereich, um auf das Thema Männerdepression aufmerksam zu machen.

www.beyondblue.org.au

Nationale Antidepressions-Initiative aus Australien, die vor allem Männer und Ältere als Zielgruppe hat.

Literatur:

Freudenberger, H. J.: »Staff burn-out«, *Journal of Social Issues* 30 (1974): 159–165.

Gutiérrez-Lobos, K.; Schmid-Siegel, B.; Haubenstock, E.: »Is depression a women's disease?«, *Wiener Medizinische Wochenschrift* 149 (1999): 168–71.

Karasek, Robert; Theorell, Tores: *Healthy work: Stress, productivity, and the reconstruction of working life.* Basic Books, 1990.

Maier W.; Gänsicke, M.; Gater, R.; Rezaki, M.; Tiemens, B.; Urzúa, R. F.:

»Gender differences in the prevalence of depression: a survey in primary care«, *Journal of Affective Disorders* 53(1999): 241–52.

Matthews, K. A.; Gump, B. B.: »Chronic work stress and marital dissolution increase risk of post-trial mortality in men from the Multiple Risk Factor Intervention Trial«, *Archives of Internal Medicine* 162 (2002): 309-15

Moeller-Leimkuehler, A. M.; Paulus, N. C.; Heller, J.: »Male Depression in a population sample of young males«, *Der Nervenarzt* 78 (2007): 641–2, 644–6, 648–50.

Moeller-Leimkuehler, A. M.; Yücel, M.: »Male depression in females?«, *Journal of Affective Disorders* 121 (2010): 22–29.

Möller-Leimkühler, A. M.: »Depression bei Männern: Eine Einführung«, *Journal of Neurology, Neurosurgery, and Psychiatry* 11 (2010): 11–20.

Nelting, Manfred: *Burn-out – Wenn die Maske zerbricht.* Mosaik, 2010.

Piccinelli, M.; Wilkinson, G.: »Gender Differences in Depression«, *British Journal of Psychiatry* 177 (2000): 486–92.

Reiners, Holger: *Das heimatlose Ich: Aus der Depression zurück ins Leben.* Kösel, 2002.

Rotermann, M.: »Marital breakdown and subsequent depression«, *Health Report* 18 (2007): 33–44.

Seidman, S. N. et al.: »Low Testosterone Levels in Elderly Men with Dysthymic Disorder«, *American Journal of Psychiatry* 159 (2002): 456–459.

Siegrist, J.: »Adverse health effects of high-effort/low-reward conditions«, *Journal of Occupational Health Psychology* 1 (1996): 27–41.

Unger, Hans-Peter; Kleinschmidt, Carola: *Bevor der Job krank macht.* Kösel, 2006.

Wang, C. et al.: »Transdermal Testosterone Gel improves Sexual Function, Mood, Muscle Strength, and Body Composition Parameters in Hypogonadal Men«, *Journal of Clinical Endocrinology & Metabolism* 85 (2000): 2839–2853.

Väter und Söhne

Internet:

www.ffg-video.ch/projekte.php5
Familien- und Frauengesundheit FFG-Videoproduktion Sarnen (Hrsg.):
  Eltern zwischen Freude und Erschöpfung.

www.postpartummen.com
Website des amerikanischen Psychologen Will Courtenay, der sich auf
  die Behandlung von Männern mit postpartaler Depression speziali-
  siert hat. Mit Infos, Forum und Selbsttest.

www.postnatale-depression.ch
Schweizer Verein, der über die postnatale Depression aufklärt und
  sich dafür einsetzt, dass die Betroffenen rasch die richtige Hilfe finden.

www.child-public-health.org
Forschungssektion »Child Public Health« an der Klinik für Kinder- und
  Jugendpsychiatrie des Universitätsklinikums Hamburg-Eppendorf,
  geleitet von Ulrike Ravens-Sieberer, widmet sich der Erforschung
  und Umsetzung von Gesundheitskonzepten insbesondere für eine
  bessere psychische Gesundheit Heranwachsender.

Literatur:

Bennett, Dr. Shoshana: *Postpartum Depression for Dummies.* Hungry
  Minds, 2007 (nur englisch). Enthält ein Kapitel über postpartale Depressionen bei Männern.

Dammasch, Frank; Metzger, Hans-Geert; Teising, Martin (Hrsg.): *Männliche Identität. Psychoanalytische Erkundungen.* Brandes und Apsel,
  2009.

Fthenakis, Wassilios E.; Minsel, Beate: *Die Rolle des Vaters in der Familie.*
  Schriftenreihe des Bundesministeriums für Familie, Senioren, Frauen
  und Jugend, Bd. 213, 2002.

Kleiman, Karen R.: *The Postpartum Husband: Practical Solutions for
  living with Postpartum Depression.* Xlibris Corporation, 2001 (nur englisch).

Paulson, J.; Bazemore, S.: »Prenatal and postpartum depression in fathers and its association with maternal depression: a meta-analysis«, *Journal of the American Medical Association* 19 (2010): 1961 bis 1969.

Ramchandani, P.; Stein, A.; Evans, J.; O'Connor, T.: »Paternal depression in the postnatal period and child development: a prospective population study«, *The Lancet* 365 (2005): 2201–2205.

Ramchandani, P.; Stein, A.; O'Connor, T.; Heron, J.; Murray, L.; Evans, J.: »Depression in men in the postnatal period and later child psychopathology: a population cohort study«, *Journal of the American Academy of Child and Adolescent Psychiatry* 47 (2008): 390–398.

Schumacher, M.; Zubaran, C.; White, G.: »Bringing birth-related paternal depression to the fore«, *Women and Birth* 21 (2008): 65–70.

Alter und Suizid

Internet:

www.uke.de/extern/tzs
Therapie-Zentrum für Suizidgefährdete (TZS)
www.suizidpraevention-deutschland.de
Nationales Suizidpräventionsprogramm für Deutschland (NaSPfD)
www.suizidprophylaxe.de
Deutsche Gesellschaft für Suizidprävention (DGS)

Literatur:

Brent, D. A. M; Mann, J.J.: »Family genetic studies, suicide, and suicidal behavior«, *American Journal of Medical Genetics Part C: Seminars in Medical Genetics.* 15 (2005): 13-24.

Faust, Volker: *Wie wir uns im Alter verändern.* Download als PDF-Datei unter *www.psychosoziale-gesundheit.net/psychohygiene/pdf/faust3_alter.pdf*

Sarapas, C. et al.: »Genetic markers for PTSD risk and resilience among survivors of the World Trade Center attacks«, *Disease Markers* 30 (2011): 101-10.

Schneider, Frank; Nesseler, Thomas: *Depressionen im Alter: Die verkannte Volkskrankheit.* Herbig, 2011.

Wolfersdorf, Manfred; Etzersdorfer, Elmar: *Suizid und Suizidprävention.* Kohlhammer, 2011.

Wolfersdorf, Manfred; Schüler, Michael; LePair, Angela; Maurer, Christian: *Depression im Alter: Diagnostik, Therapie, Angehörigenarbeit und Fürsorge, Gerontopsychiatrische Depressionsstationen.* Kohlhammer, 2004.

Yehuda, R. et al.: »Gene expression patterns associated with posttraumatic stress disorder following exposure to the World Trade Center attacks«, *Biological Psychiatry* 66 (2009): 708-11.

Therapie

Internet:

www.bdp-verband.org

Berufsverband Deutscher Psychologinnen und Psychologen (BDP) mit Sitz in Berlin. Verschickt u.a. die kostenlose Broschüre »Ein Wegweiser zur Psychotherapie«, Rückumschlag mit Porto beilegen.

www.psychotherapiesuche.de

Psychotherapieinformationsdienst der Deutschen Psychologen Akademie. Mit Therapeutensuche und FAQ zur Psychotherapie.

www.dgvt.de

Deutsche Gesellschaft für Verhaltenstherapie (DGVT) mit Sitz in Tübingen.

www.gwg-ev.org

Gesellschaft für wissenschaftliche Gesprächspsychotherapie mit Sitz in Köln. Der Fachverband für Psychotherapie und Beratung informiert über die verschiedenen Bereiche der Psychotherapie. Mit Therapeutensuche.

www.wahrendorff.de/informationen/index.htm?tdg.htm

Erste Tagesklinik für Männer mit Depressionen im niedersächsischen Sehnde.

http://de.groups.yahoo.com/group/SSRIsex_German/

Selbsthilfegruppe für anhaltende Sexualstörungen nach Einnahme von SSRI.

www.mbsr-verband.org

Allgemeine Informationen zu den Achtsamkeitstherapieformen MBSR und MBCT mit Suche für zertifizierte Achtsamkeitslehrer.

www.deprexis.de

Online-Programm, erstellt von Wissenschaftlern, Psychotherapeuten und Depressions-Forschern, mit Übungen und Methoden aus der Verhaltenstherapie.

www.novego.de

12-wöchiges, psychologisch fundiertes Programm, das mit Methoden aus der Verhaltenstherapie für eine Verbesserung einer Depression sorgen kann. Auch zur Überbrückung der Wartezeit auf einen Psychotherapieplatz.

www.depressionen.at

Therapeutensuche in Österreich.

www.stern.de/gesundheit/12-hilfe-von-experten-spezialisierte-depressionsstationen-in-ganz-deutschland-1617341.html

Depressionsstationen in der Schweiz.

www.gesundheitsinformation.de/index.204.de.html

Merkblatt »Wegweiser Psychotherapie« des Instituts für Qualität und Wirtschaftlichkeit im Gesundheitswesen (IQWIG).

www.mpipsykl.mpg.de

Max-Planck-Institut für Psychiatrie (Deutsche Forschungsanstalt für Psychiatrie) mit Sitz in München.

Literatur:

Deyo, M.; Wilson, K. A.; Ong, J.; Koopman, C.: »Mindfulness and rumination: Does mindfulness training lead to reductions in the ruminative thinking associated with depression?«, *Explore* 5 (2009): 265–71.

Epstein Rosen, Laura; Amador, Xavier F.: *Wenn der Mensch, den du liebst, depressiv ist: Wie man Angehörigen oder Freunden hilft.* rororo, 2002.

Farmer, M. E. et al.: »Physical activity and depressive symptoms: the NHANES I Epidemiologic Follow-up Study«, *American Journal of Epidemiology* 128 (1988): 1340–51

Holsboer, Florian: *Biologie für die Seele: Mein Weg zur personalisierten Medizin.* dtv, 2011.

Schramm, Elisabeth: *Interpersonelle Psychotherapie. Mit dem Original-Therapiemanual von Klerman, Weissman, Rounsaville und Chevron.* Schattauer, 2010.

Prominente

Literatur:

Appaneal, R. N.; Levine, B. R.; Perna, F. M.; Roh, J. L.: »Measuring post-injury depression among male and female competitive athletes«, *Journal of Sport & Exercise Psychology* 31 (2009): 60–76.

Bandelow, Borwin: C*elebrities: Vom schwierigen Glück, berühmt zu sein.* rororo, 2007.

Biermann, Andreas; Schäfer, Rainer: *Rote Karte Depression: Das Ende einer Karriere im Profifußball.* Gütersloher Verlagshaus, 2011.

Brewer, B.W.; Linder, D. E.; Phelps, C. M.: »Situational correlates of emotional adjustment to athletic injury«, *Clin J Sport Med.* 1995; 5:241–5.

Glick, I. D.; Horsfall, J. L.: »Psychiatric Conditions in Sports: Diagnosis, Treatment, and Quality of Life«, *Physician and Sportsmedicine* 37 (2009): 29–34.

Reng, Ronald: *Robert Enke: Ein allzu kurzes Leben.* Piper, 2011.

Rosentritt, Michael: *Sebastian Deisler: Zurück ins Leben.* edel, 2009.

Resilienz und Glück

Internet:

www.schulfachglueck.de

Das Unterrichtsfach Glück setzt auf Selbsterfahrung. Ein Heidelberger Schuldirektor zeigt, wie das geht.

http://hugokoerbaecher.de/

Bietet Seminare, Trainings und Coachings mit dem Ziel an, die persönliche Resilienz zu entwickeln bzw. zu stärken

http://apahelpcenter.org/featuredtopics/feature.php?id=6

American Psychological Association (APA) mit Infos zu Resilienz, unter dem angegebenen Link Abruf der Broschüre »The road to resilience« (nur englisch)

Literatur:

Bilinski, Wolfgang: *Phönix aus der Asche. Resilienz – Wie erfolgreiche Menschen die Krisen meistern.* Haufe-Lexware, 2010.

Fredrickson, Barbara L.: *Die Macht der guten Gefühle: Wie eine positive Haltung Ihr Leben dauerhaft verändert.* Campus, 2011.

Fritz-Schubert, Ernst: *Glück kann man lernen: Was Kinder stark fürs Leben macht.* Ullstein, 2011.

Fritz-Schubert, Ernst: *Schulfach Glück. Wie ein neues Fach die Schule verändert.* Herder, 2008.

Johnson, K. J.; Waugh, C. E.; Fredrickson, B. L.: »Smile to see the forest: Facially expressed positive emotions broaden cognition«, *Cognition & Emotion* 24 (2010): 299-321.

Rampe, Micheline: *Der R-Faktor: Das Geheimnis unserer inneren Stärke.* Knaur, 2005.

Seligman, Martin: *Flourish – Wie Menschen aufblühen: Die Positive Psychologie des gelingenden Lebens.* Kösel, 2012.

Quellen- und Bildnachweis

Quellennachweis:

S. 26: Krämer, Katrin; Nolting, Hans-Dieter: *DAK Gesundheitsreport 2011. Wie gesund sind junge Arbeitnehmer?* medhochzwei, 2011.

S. 27: DAK (Hrsg.): *DAK Gesundheitsreport 2008. Mann und Gesundheit.* Eigenverlag, 2008.

S. 34: Krämer, Katrin; Nolting, Hans-Dieter: *DAK Gesundheitsreport 2010. Schlafstörungen.* medhochzwei, 2010.

Das Zitat auf S. 201f. stammt aus: Holger Reiners: *Das heimatlose Ich,* Kösel-Verlag in der Verlagsgruppe Random House, München 2002.

Bildnachweis:

S. 31: Schilling & Blum; aus *Fiese Bilder 4,* © 2012 Lappan

S. 64: BURKH; aus BURKH: *Seit wann gibt es hier Bäume?,* © 2012 Lappan

S. 87: Burn out; aus Peter Thulke: *Cartoons,* © 2012 Lappan

S. 97: Denis Metz; aus *Fiese Bilder 3,* © 2011 Lappan

S. 148: Denis Metz; aus *Fiese Bilder 2,* © 2010 Lappan

S. 172, 232, 264, 284: Til Mette; aus Til Mette: *Dr. Doktor,* © 2008 Lappan

Register